U0108182

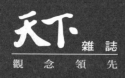
天下雜誌
觀念領先

如何避免
下一場
大流行病

比爾·蓋茲解析疫後新未來
傳染病預防、強化公衛、科技創新的契機

作者──比爾·蓋茲
譯者──鄭方逸、張靖之

BILL GATES
HOW TO PREVENT
THE NEXT
PANDEMIC

獻給所有在新冠疫情期間冒著自身危險的第一線工作者，
以及保護他們不用再冒險的科學家與領導人。

同時紀念保羅‧法默（Paul Farmer）醫師，
他為拯救生命所做出的奉獻激勵了全世界。

作者將本書收入捐給健康夥伴組織（Partners in Health）。

目錄

前言────如何有效終結疫病大流行的威脅？   7

疫情爆發無可避免，
但是否演變為大流行卻是我們的選擇。

第一章────新冠疫情帶來的啟示   31

凡事皆有兩面，
有好的一面，也有壞的一面。

第二章────設立防疫小組   55

一場火災不至於蔓延全球，但疾病就不一樣了。
為了預防大流行，需要部署跨領域的常設專家團隊。

第三章────有效監測以防堵疫情爆發   69

如何投資在對的人和對的科技？
西雅圖流感研究人員的吹哨過程與成功經驗可供借鏡。

第四章────幫助民眾在第一時間保護自己   105

你如果看起來像是反應過度，
你可能就做對了。

第五章────迅速找到新的治療法   139

這次抗病毒之戰，我們創造了疫苗奇蹟，
但疫苗誠可貴，還需找到解藥才能終結疫情。

HOW TO PREVENT
THE NEXT
PANDEMIC

第六章——為製造疫苗做好準備 175

未來我們可能用吸劑或口服來接種疫苗，
不僅預防重症或死亡，
也更容易在全球生產、分配和運送。

第七章——不斷演練，增強防疫實力 225

疫病大流行的風險，高於全面戰爭的風險，
透過模擬演習及早預作準備，
才不會犯下一個典型錯誤：永遠在打上一場仗。

第八章——消弭貧富之間的健康不公平 249

一個人會早逝，還是順利長大，
很大程度上取決於你住在哪裡，以及你多有錢。

第九章——做對選擇與投資 275

最好的決策來自最好的科學，
但最好的結果來自最好的管理。

後記——疫後的數位大未來 301

當前工作場所的變革，只是各個領域變化的前兆，
數位化終將以各種方式改變所有人的生活。

名詞解釋 319

謝誌 323

注釋 331

如何有效終結
疫病大流行的威脅？

疫情爆發無可避免，
但是否演變為大流行卻是我們的選擇。

—— 流行病學家賴瑞・布萊恩（Larry Brilliant）

我意識到新冠肺炎會成為全球災難,是在2020年2月中旬的一個週五晚宴上。

那時,我和蓋茲基金會的專家們已針對一種新型的呼吸道疾病,討論了好幾個星期。這個疾病正在中國蔓延,而且已經開始向境外擴散。

我們很幸運擁有世界級的團隊,數十年來都在追蹤、治療和預防各種傳染病。這些專家團隊成員正在密切注意新冠肺炎的動向。當時病毒已擴及非洲,我們依照基金會早期的評估,以及因應非洲各國政府的要求,開始投入補助款,除了防堵病毒繼續蔓延,也幫助其他國家為疫情爆發做好準備。

我們期盼病毒不會散布到全球,但在疫情明朗之前,我們還是必須做最壞打算。

在當時,我們仍有理由相信病毒可受到控制,不會演變成全球大流行。中國政府採取前所未有的安全措施封鎖武漢,包括關閉學校和公共場所;居民外出須攜帶通行證,每隔一天可以離家一次30分鐘。[1]由於病毒擴散範圍仍有限,各國政府還是讓民眾自由旅行。在2020年2月,我還搭機到南非參加了一場慈善網球賽。

但從南非回來後,我便急於和基金會的專家們更深入探究疫情發展。有個關鍵問題讓我無法釋懷:新冠肺炎真能控制下來嗎?還是終將會蔓延全球?我需要更深入了解。

　　我為此舉辦了一場餐會，這是我長年以來仰賴、也最喜歡的腦力激盪戰術。餐會不需特別設定主題，只要邀請十幾位聰明人出席，提供他們食物和飲料，再丟出幾個問題，讓他們暢所欲言就行了。在我的工作生涯中，最精采的幾次會談，都是在手持刀叉、膝上鋪著餐巾時進行的。

　　從南非回來的兩天後，我發出一封電子郵件，安排了那場週五晚宴，我在信中寫道：「我們可以試著邀請參與冠狀病毒相關工作的人出席，了解一下現況。」幾乎每個人都好心地答應了，儘管時間緊迫，他們又都很忙。到了週五，十幾位來自基金會和其他組織的專家來到我位於西雅圖外的辦公室，共享晚餐。我們一邊吃著牛小排和沙拉，一邊開始討論那個最關鍵的問題：新冠肺炎是否會變成大流行？

　　當晚聽到的數據對人類來說實在不算是好消息。尤其因為新冠肺炎靠空氣傳播，比透過接觸傳播的愛滋病毒或伊波拉病毒等更具傳染性，不太可能將病毒阻絕於少數國家境內。不到幾個月的時間，全球將有數億人染上這個疾病，數百萬人將因此喪命。

　　各國政府竟然對這個步步逼近的疾病如此缺乏戒心，我十分訝異，問道：「政府為何沒採取更緊急的行動？」

　　基金會團隊裡有一名來自艾默利大學（Emory University）的南非科學家，他簡短地說：「政府是該緊急做出回應了。」

一個危及大眾的議題，卻少有人去深究

　　我一直極度關注各種傳染病威脅，無論這些疫病是否最後演變為全球大流行。先前我寫的書是以軟體或氣候變遷為題，然而致死傳染病和這兩者不同，大家通常不太想深究（不過新冠肺炎證明凡事都有例外）。我只好學會克制自己，不要在宴會上滔滔不絕地談論愛滋病治療或瘧疾疫苗。

　　我對這個主題的熱情，源自二十五年前。1997年1月，我和梅琳達在《紐約時報》上讀到專欄作家尼古拉斯·紀思道（Nicholas Kristof）的一篇文章。[2]紀思道在報導中指出，每年有310萬人死於腹瀉，幾乎都是兒童。每年300萬名兒童！我們感到十分震驚，腹瀉不就是不舒服和不方便而已嗎，怎麼可能有這麼多兒童因此喪命？

　　根據報導，有種簡單的療法可以拯救腹瀉病患，那是一種便宜的液體，可以補充腹瀉流失的養分。然而，有數百萬兒童無法得到這種療方。針對這個問題，我們似乎可以使得上力，於是著手編列預算推廣治療，並資助可以根本防治腹瀉疾病的疫苗研究。[*]

　　我想要了解更多，於是聯絡了流行病學家比爾·費吉（Bill Foege）博士，他曾協助撲滅天花，也曾任疾病管制與預防中心（以下簡稱CDC）主任。費吉給了我一疊書報雜誌，內

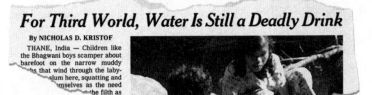

1997 年《紐約時報》報導，在第三世界國家，飲用水依然存在致命風險。[3]

有81本教科書和期刊文章，都與貧窮國家的天花、瘧疾和公共衛生有關。我盡快讀完後，又跟他要了更多。對我影響最深的一本書，書名平淡無奇：《1993年世界發展報告：衛生調查，第一期》。[4]我從此非常關注傳染疾病的議題，尤其是中低收入國家裡的傳染病。

　　一旦開始閱讀傳染疾病相關的文獻，很快就會讀到疫病從「爆發」（outbreak）、「流行」（epidemic）到「全球大流行」（pandemic）的相關主題。這些名詞的定義，沒有你想像的那麼嚴謹。原則上，疫病「爆發」是指疾病在一些地方爆發開來；「流行」是已遍及一個國家或某個大區域；「全球大流行」則是疫情已跨洲影響，開始遍布全球。

---

*　我會在第三章提及。

有些疾病不會來來去去，而是留在特定區域，瘧疾就是發生在許多赤道國家的區域性流行病；新冠肺炎如果沒有全球蔓延的話，就會被分類為區域性流行病。

傳染病爆發，每年可能超過200起？

發現新病原不是什麼新鮮事。世界衛生組織（以下簡稱WHO）指出，過去五十年來科學家已鑑定出超過1,500種新病原，大多發跡於動物，後來才傳給人類。[5]

有些病原從未造成太大傷害；有些則釀成悲劇，例如愛滋病毒。愛滋病毒已導致3,600萬以上的人喪命，如今仍有超過3,700萬的愛滋病患者。2020年新增案例有150萬人，但這個數字正逐年下降，因為病患只要接受適當的抗病毒劑治療，就不會傳染給別人。

古老的傳染病仍存在，只有天花例外，天花是唯一被完全撲滅的人類疾病。就連大部分人都以為是古代才有的鼠疫，也仍未絕跡。2017年，鼠疫入侵馬達加斯加，造成2,400人感染，超過200人喪命。[6]WHO每年都接獲至少40起霍亂爆發的通報。1976年和2018年間，伊波拉病毒共有24起地方爆發和一次地區性流行。如果把小型傳染病算進去，每年可能有200起以上的傳染病爆發。

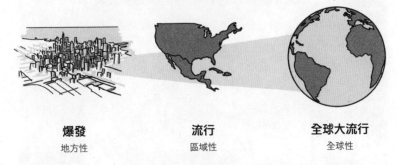

傳染病從在地方爆發、區域流行到全球大流行

爆發
地方性

流行
區域性

全球大流行
全球性

結核病、愛滋病和瘧疾造成的死亡人數
在 1990 年至 2019 年間超過 1 億人

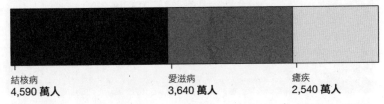

結核病
4,590 萬人

愛滋病
3,640 萬人

瘧疾
2,540 萬人

流行病殺手：自 1990 年以來，愛滋病、瘧疾和結核病已造成全球超過 1 億人死亡。[7]（健康指標與評估研究所）

　　蓋茲基金會的全球公衛工作著重在愛滋病和其他「無聲流行病」（包括後來為人所知的結核病、瘧疾等），以及腹瀉疾病和孕婦死亡病症。2000 年，這些疾病總共奪走超過 1,500 萬人的性命，包括許多兒童，然而投入研究這些疾病的經費卻少得驚人。[8]我和梅琳達認為我們擁有資源，也懂得如何組織新創團隊，應該可以為這個領域帶來最大的改變。

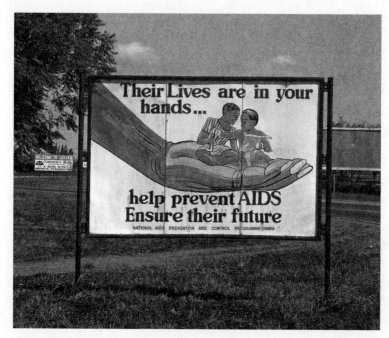

在尚比亞路沙卡（Lusaka）宣導愛滋病防治的看板。[9]

　　我們的主旨不是在為富裕國家防治疾病，而是致力於縮小高低收入國家之間的差距。這是許多人對蓋茲基金會公衛工作常有的誤解。這些工作確實讓我們更加了解可能影響富裕國家的疾病，我們未來也會資助這些疾病的防治工作。但為富裕國家防治疾病，並不是我們的撥款重點。更何況許多私營部門、富裕國家政府，以及其他慈善家，都早已投入許多資源在這項任務。

全球疫情發生率只會愈來愈高

當一個地方的傳染病演變為全球大流行，所有國家的人都會受到影響，從開始研究傳染病以來，我就一直很擔心這個問題。尤其流感病毒和冠狀病毒這類影響呼吸道的病毒，因為傳播速度很快，也就特別危險。

然而，全球疫情發生的機率只會愈來愈高。一方面是因為都市化讓人類以愈來愈快的速度侵占自然棲地，我們與動物的接觸變多，病害也更有機會從動物跳到人身上。另一方面，國際旅行愈來愈頻繁，在新冠疫情爆發前，每年國際入境人次高達14億，而1950年時只有2,500萬。1918年的大流感，造成5,000萬人喪命。我們在過了一個世紀以後，才又遇到這場全球大災難，實屬僥倖。[11]

在新冠疫情發生前，人們比較耳熟能詳的是流感大流行。許多人可能記得2009至2010年的豬流感，也聽過1918年的大流感。但一個世紀是很長的一段時間，幾乎沒有人經歷過1918年的大流感，而豬流感因為致死率不比一般流感高多少，後來也沒有惡化成嚴重問題。冠狀病毒是造成普通感冒的三種病毒之一，我在2000年代早期涉獵相關知識時，人們對冠狀病毒的討論遠不及流感。

我了解得愈多，就愈感到人類根本還沒準備好面對嚴重的

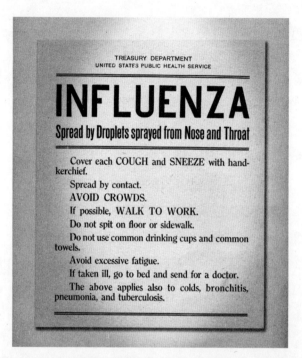

美國政府在 1918 年全球流感大流行期間，就曾發布防疫通告，要民眾注意衛生，保持社交距離。[10]

呼吸道病毒大流行。2009年，我讀到一份報告，描述WHO針對當時各國對豬流感流行的應變狀況，做了預言式的結論：「人們完全沒準備好如何因應一場嚴重的全球流感大流行，或任何同樣會散播全球、持續不退的公衛緊急危機。」這份報告羅列出詳細的準備步驟，然而這些檢討結果幾乎沒有任何一項被落實。

2010年我從曾任微軟技術長的友人納森‧米佛德（Nathan Myhrvold）那裡得知，他正在研究人類面臨的幾大威脅。他最擔心的是人造生化武器，也就是在實驗室製造出的疾病，但也很擔心自然發生的病毒。

我與米佛德結識數十年，他打造出微軟的尖端研究部門，也很博學多聞，對烹飪（！）、恐龍、天文物理等領域都有涉獵。他不是會危言聳聽的人。因此，當他指出世界各國政府根本沒在為任何天然或人為的疫病流行做準備時，我們開始討論如何改變現狀。*

為疫病流行做準備，就像安裝「煙霧偵測器」

我很喜歡米佛德所做的比喻，他說這就好比你現在所在的建築物應該裝了煙霧偵測器（假設你不是在海邊讀這本書），這棟建築今天發生火災的機率其實很低，就算過了百年，可能也還是好好的。但因為世上不是只有你所處的這棟建築，就在此刻，世界某個角落肯定有某棟建築正陷入火海之中，只要想到這幅畫面，大家就會意識到安裝煙霧偵測器的必要：為了防

---

* 米佛德後來將這些想法發表在《法律戰》（*Lawfare*），題為：＜戰略恐怖主義：我們必須採取行動＞，可參見 papers.ssrn.com，內容發人深省，但不建議睡前閱讀。

止雖然罕見但破壞力極大的意外發生。

在疫病流行的情況下，全球就像一棟大型建築，裡面裝著不太敏感的煙霧偵測器，偵測器之間也互不連線。廚房如果失火了，可能要等火勢蔓延到客廳，才會有夠多的人聽到警報，上前滅火。而且由於警報器每百年才會響一次，我們很容易忽略失火的風險。

一般人很難想像疾病傳播有多迅速，在新冠疫情前，大部分人都不曾遇過感染人數指數成長的例子。但我們不妨從數學的角度來想。倘若第一天有100人得到傳染病，然後病例數目每天翻倍，那麼到了第27天，全球所有人口都會被傳染。

2014年春天，我開始收到基金會衛生組寄來有關疫病爆發的電子郵件，透露了不祥之兆。首先是在幾內亞共和國東南部傳出伊波拉病毒的數個感染案例；同年7月，病毒出現在首都柯那克里（Conakry），並跨越國界，鄰國賴比瑞亞和獅子山共和國的首都也出現確診案例。後來病毒散播到包括美國在內的七個國家，超過11,000人因此喪命。[12]

伊波拉病毒很可怕，會讓病患七孔流血，但由於這個疾病發作很快，而且會導致病患癱瘓，所以不會感染上千萬人。伊波拉病毒只透過接觸病患體液傳染，而等到病患具傳染性時，他們也病得動彈不得了。風險最大的族群，是那些照顧伊波拉病患的人，包括在家或醫院的照護者，還有負責清潔患者屍體

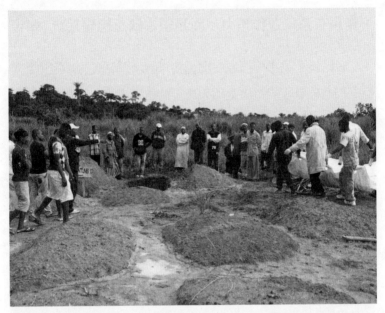

2014 至 2016 年西非發生伊波拉流行期間，許多人在參加喪禮時被病毒感染，因為他們近距離接觸了不久前才染疫死亡的病患。[13]

的殯葬業者。

　　雖然伊波拉病毒沒有奪走很多美國人的性命，但此事件提醒了我們，傳染病可以傳播得很遠。伊波拉在非洲爆發後，可怕的病毒千里迢迢傳到美國，還有英國和義大利，都是觀光客常去的地方。這三個國家共有六人確診和一人死亡，而西非則有超過 11,000 人喪命，但數字差距不是重點，重點是至少美國在當時有關注疫情流行的發展。

不是現有系統運作不力，而是根本缺乏應變系統

我認為上述事件凸顯一個重要事實，那就是人類還沒有準備好因應確實可能造成全球大流行的傳染病。你以為伊波拉病毒很可怕？那我來告訴你流感的威力。2014年聖誕假期期間，我開始寫備忘錄，描述伊波拉如何凸顯出人類面對疫情的應變缺口。

這個缺口非常大。我們沒有系統性的方法可以透過社區監控疾病進展。就算接受診斷篩檢，也要好幾天才能得知結果。被感染患者如需隔離，幾天的時間就彷彿永遠。有一些勇敢的傳染病專家志願組成合作網絡，援助傳出疫情的國家，但我們沒有常規的受雇專家組成的大型全職團隊。就算之前有專家團隊願意前往災區援助，但當疫情發生時並沒有任何計畫可立即調派他們到需要協助的地區。

換句話說，問題不在於現有的系統運作不力，而是根本缺乏應變系統。

但在當時，我還不覺得蓋茲基金會應該把這件事當成優先事項。畢竟，我們專注的是那些市場無法解決大問題的地區，而且我以為富裕國家的政府在經過伊波拉病毒恐慌後，也許會意識到所面對的風險，並開始採取行動。但很顯然，事實並非如此。

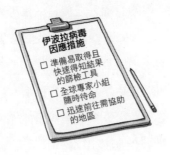

2015年，我在《新英格蘭醫學雜誌》發表了一篇文章，指出人類的防範是多麼不足，以及我們應該做些什麼準備。我也在一次TED演講裡發出類似警告，題為「下一場疫病大流行？我們還沒準備好」，結尾以動畫描繪一場如同1918年流感的傳染病，如何造成3,000萬人死亡。

為了加速研發對治新傳染病的疫苗，也協助將疫苗送往較貧窮的國家，蓋茲基金會與德國、日本和挪威政府，以及惠康基金會（Wellcome Trust）共同創立了「流行病預防創新聯盟」（Coalition for Epidemic Preparedness Innovations，以下簡稱CEPI）。我也資助西雅圖的當地研究，以了解流感和其他呼吸道疾病如何在社區內傳播。

CEPI和西雅圖流感研究（Seattle Flu Study）都是很好的投資，對因應新冠肺炎有所助益，但除此之外就沒太多其他進展了。超過110個國家針對他們的準備程度做了分析，WHO也列出了彌補防疫缺口的步驟，但沒有人實際針對這些評估和計畫採取行動。專家呼籲要改善情況，我們卻仍一事無成。

我在TED演說，以及在《新英格蘭醫學雜誌》發表文章的五年後，新冠肺炎開始蔓延全球，記者和朋友問我是否後悔在2015年沒有做更多。我不知道當初還能如何吸引更多人關注，明白我們需要更好的防疫工具，而且要讓這些工具能快速量產。也許我應該在2015年就寫這本書，但我很懷疑當初會有多少人讀它。

2020年1月初，蓋茲基金會原本設立來監測伊波拉病毒爆發的團隊，開始追蹤SARS-CoV-2病毒蔓延的情況，這就是如今已知引發新冠肺炎的病毒。*

1月23日，主導基金會全球衛生工作的特雷佛‧蒙戴爾（Trevor Mundel）寄了一封電子郵件給我和梅琳達，略述該工作團隊的想法，首度要求我們撥款資助對抗新冠病毒的工作。他寫道：「很遺憾的是，冠狀病毒持續在各地爆發擴散，很可能會成為嚴重的全球疫情（現在也許言之過早，但我們一定要馬上採取行動）。」**

一直以來，梅琳達和我有個習慣，那就是對於緊急陳情的案件會馬上處理，而不拖到年度策略檢討會時才決定。通常誰先看到信件就會轉寄給另一個人，基本上就說：「看起來不錯，你要不要就直接同意？」另一人就會接手回信核准支出。

雖然我們已不是夫妻，目前也著手組織信託委員會，但由於我們共同擔任基金會會長，所以仍用這種方式為基金會做出重大決策。我收到信件的十分鐘後，就跟梅琳達說，我覺得應該要核准這筆支出；她同意了，並且回信給蒙戴爾：「今天先核准500萬美元的預算，我們知道往後可能會需要更多。這件事令人憂心，還好團隊這麼快就意識到危機。」

　　從2020年2月中旬那頓晚宴和其他會議的討論結果看來，我和梅琳達都預期日後一定會需要追加補助。果不其然，基金會至今已撥款超過20億美元，從不同面向對抗新冠病毒，包括減緩蔓延速度、研發疫苗和療法，以及確保這些救命工具能送到貧窮國家。

　　自疫情開始以來，我就有機會在基金會內外與無數衛生專家共事，向他們學習。當中有位專家特別值得一提。

　　2020年3月，我打了一通電話給安東尼・佛奇（Anthony Fauci），他是美國國家衛生院（National Institutes of Health）傳染病研究所所長。我有幸與佛奇相識多年（早在他開始出現

---

* 在此說明一些術語。SARS-CoV-2 是引發新冠肺炎（COVID-19）的病毒。COVID 基本上指的是所有冠狀病毒（coronavirus）引發的疾病，其中包括「新冠肺炎」（COVID-19，19 代表它在 2019 年現蹤）。但為了方便閱讀，以下將以「新冠肺炎」代表 COVID-19，以「新冠病毒」代表 SARS-CoV-2 病毒。

** 我在前言中提過幾次蓋茲基金會，在本書中也會繼續提及。這不是我在吹噓，而是因為本基金會的團隊在推廣新冠肺炎的疫苗研發、治療和診斷上，的確扮演了重要的角色。因此我在講述這個歷程時，無法不提及他們的工作。

在流行雜誌封面之前就認識了），我想聽聽他對這整件事的看法，尤其是正在研發中的各種疫苗和療法。蓋茲基金會已贊助不少這類研發工作，我想確認我們對於研發和部署這些新創工具的議程，是否與他的想法吻合。我也想了解他對於社交距離和戴口罩的公開看法，這樣我在受訪時也可以強調這些重點。

我與佛奇第一次的電話會談就很有收穫，那一年我們每個月都會聯絡，討論各種治療和疫苗的進展，並擬定策略，了解美國的防疫工作可以如何讓其他國家也受益。我們一起接受了幾次訪談，能坐在他旁邊是我的榮幸（當然我是指在線上）。

然而，公開發表意見的副作用，就是蓋茲基金會收到了多年來最多的批評。其中最言之有物的批評：比爾·蓋茲是非民選公職的億萬富翁，他憑什麼參與衛生或其他議題？這個批評推導出三個重點：蓋茲基金會的影響力太大、我對於以私營部門推動改變的信心過頭了，還有我是個科技迷，自以為可以用新發明解決所有問題。

我的確從未參與選舉、擔任公職，也無意追求。我也同意有錢人的影響力如果過了頭，對社會並非好事。

但蓋茲基金會從不在暗地裡運用資源或發揮影響力，無論成敗，我們都會公開資金的去向和結果。我們也知道有些人怕失去基金會的補助款，只在私下講，不敢公開批評，這也是為什麼我們付出了額外的心力與外界專家諮商，多參考各方意見

（我們在2022年基於類似理由擴大了信託委員會的規模）。我們的目標是為公共政策投入更好的想法，並將資金運用在能發揮最大效應的點子上。

批評者說的沒錯，基金會的確贊助了大筆資金，支持一些屬於政府權責的重要倡議和機構，例如防治小兒麻痺症、支持WHO等組織。這主要是因為這些領域很需要支持，但政府投入的經費與支援根本遠遠不足。這場疫情讓我們清楚看到，在這些領域投入資源對整體社會都有好處，這也是本書要闡明的重點：這類投資讓世界更健康、更有生產力。沒有人比我更樂見未來蓋茲基金會在全球事務投入的資金比例可以愈來愈少。

也有批評者主張，一些像我這樣的人在疫情期間反而變得更有錢，這很不公平，畢竟有許多人身受其苦。他們說的並沒有錯，我的財富讓我不受疫情影響，所以我無法體會生活被疫情拖垮是什麼感覺。但我能做的，是堅守多年以來的承諾，將我大部分的資源回饋社會，努力讓這個世界變得更公平。

強化公衛體系，提供最前線的防衛

沒錯，我的確是個科技迷。新科技就像我的槌子，我看到釘子就想用它敲一下。我成立了一家成功的科技公司，也深信以私營部門驅動創新的力量。但創新不只是採用新機器或研發新疫苗，雖然兩者都很重要。創新也可以是不同的做事方式、新的政策，或資助公眾利益的好方案，本書也會深入探討這類創新，畢竟好的新產品必須送到最需要的人手上才能發揮最大效益。而要在健康領域達成這個目標，通常需要與政府合作，就算是最貧窮的國家也幾乎都要靠政府提供服務。這就是為什麼我如此注重強化公衛體系，這個體系倘若運作得當，就能在疾病竄起時提供最前線的防衛。

很遺憾，針對我的批評並非都有道理。在新冠疫情席捲全球這段時間，我很詫異自己竟然會成為瘋狂陰謀論者的攻擊目標。但這也不完全是新鮮事，幾十年來一直都有一些關於微軟的瘋狂傳言。但這次的攻擊砲火卻更猛烈。我從來不確定是否該認真回應。我若不去理會，謠言就會繼續傳播，但我如果站出來說：「我一點也不想追蹤你們的行蹤，也根本不在乎你們要去哪，疫苗裡也沒有什麼行動追蹤器」，真的就能說服那些已經相信謠言的人嗎？所以我決定最佳的防衛，就是繼續做事，並相信真相終究會戰勝謊言。

傑出流行病學家賴瑞・布萊恩（Larry Brilliant）多年前說了一句令人難忘的話：「疫情爆發無可避免，但是否演變為大流行卻是我們的選擇。」疾病一直在人類之間傳播，但不一定會變成全球災難。本書主旨，就是闡述我們可以如何建立一個含括政府、科學家、公司與個人的體系，控制住無可避免的疾病爆發，避免演變為全球大流行。

當前情勢顯然提供了前所未有的機會，讓我們可以建立這樣的體系。新冠疫情的經歷永生難忘，就像第二次世界大戰改變了我父母那一代對世界的認知，新冠病毒也改變了我們看世界的角度。

但我們無須活在可能發生下一次大流行病的恐懼中。只要做對選擇與投資，我們就可以提供每個人基本的照護，也可以準備好因應和控制任何崛起的疾病。實際執行上會長什麼樣？想像一下：

透過更多研究，了解所有的呼吸道病原，也知道如何用比現在快得多的方式研發出診斷工具、抗病毒藥物和疫苗等。

廣效疫苗可以保護每個人，預防所有最可能引起大流行的呼吸道病原株，包括冠狀病毒和流感病毒。

地方公共衛生機構可以迅速偵測到任何具威脅性的疾病，就連在最貧窮的國家也能有效運作。

一旦出現任何不尋常的病毒，就會送往有能力化驗的實驗室研究，並將資料上傳至有專門團隊負責監控的全球資料庫。

一旦偵測到威脅，政府就會發出警示，公告旅遊、社交距離和緊急應變相關措施。

政府開始運用我們現有且很直接的工具，例如強制隔離、能對治幾乎所有病毒株的抗病毒藥物，以及在所有的診所、工作場所或住宅都能使用的篩檢。

倘若這些措施還不夠，全世界的創新科學家要馬上針對病原著手研發檢測、治療方法和疫苗。尤其診斷工具要能高速生產，讓很多人得以立即接受篩檢。

新的藥物和疫苗能快速通過審核，因為我們事先就已經達成共識，能讓藥物試驗快速進行並分享結果。一旦開始製造，藥廠可以立即量產，因為工廠已經建立也通過了審核。

沒有人會落單，因為我們已經知道該如何快速生產疫苗，足夠供應所有人。

我們已建立了系統，可以將產品送到病患手上，所有資源都能夠及時送達該去的地方。關於疫情的通報清楚明瞭，不會引發恐慌。

這一切都進行得很迅速。從提出警告，到生產足夠安全且效用高的疫苗保護全球人口，只花六個月的時間。*

許多讀者可能會覺得上述情境聽起來好高騖遠。這的確是遠大的目標，但我們已經在往那個方向進展了。2021年，白宮宣布計畫，只要能妥善分配資源，我們將能在下一次疫情大流行的100天內研發出疫苗。[14]因應這次新冠疫情，其實前置時間已經縮短：新冠病毒從基因分析到第一支疫苗測試好並準備施用，只花了12個月的時間，而這個步驟通常費時至少五年。

科技在這次疫情中的進展，也會加速未來的應變能力。

政府、出資者和私人企業只要能做正確的選擇和投資，就能達到目標。事實上，我看到一個機會，我們不只可以避免壞事發生，也可以成就一番創舉：消滅所有呼吸道病毒，這表示新冠病毒這類的冠狀病毒將步入末途，我們甚至可以終結流感，每年光是流感病毒就造成10億人生病，其中包括300萬至500萬需要住院的重症病例，至少30萬人因此喪命，再加上有一些冠狀病毒也會引發一般感冒，全面滅絕呼吸道病毒大有裨益；[15]此外，疫情也加速了數位新紀元的開啟（我會在本書後記中說明）。

本書每章說明一個必要的防疫步驟，這些步驟加起來，就是終結大流行病威脅、讓全人類不必再面對另一場冠狀病毒疫情的整體計畫。

在開始深入探討之前，還有最後一個重點：新冠肺炎發展很快。我開始撰寫本書以來，病毒已出現許多變異株，包括傳染力極強的Omicron，而有些變異株則已消失。一些早期研究看似有效的治療，最後發揮的療效卻不若預期。關於疫苗也有很多疑問，包括保護力能維持多久等，這些都有待時間解答。

在這本書裡，我盡我所能如實描述研究發表當下的結果，

---

* 在醫療領域中，「效用」（effectiveness）和「功效」（efficacy）是不同的意思。功效是指臨床試驗中疫苗的表現；效用是指疫苗在真實世界中的表現。為了容易理解，我會用「效用」代表兩者。

我也了解有些事實難免會在未來數月或數年內被推翻。但無論如何，我提出這個防疫計畫的重點還是不變。不管新冠肺炎如何發展，世界各國還有很多防疫工作要做，做對選擇與投資，才能避免地方上的傳染病再次演變為全球災難。

第一章

新冠疫情帶來的啟示

凡事皆有兩面，

有好的一面，也有壞的一面。

—— 全球公衛教授漢斯・羅斯林（Hans Rosling）

儘管人們總是說，人類從來不會記取歷史的教訓。但有時我們的確會。為什麼第三次世界大戰至今仍未發生？部分原因是在1945年時，全球領袖回顧歷史，決定要用更好的方式解決歧異。

我就是用這種精神看待新冠肺炎帶來的教訓。我們可以從中學習，下決心做得更好，保護自己不受這個致命疾病侵擾。事實上，我們一定要趁新冠疫情尚未成為過去式、人們危機感仍在，全球注意力也尚未轉移之前，提出計畫，並投入資金。*

關於全球因應新冠肺炎的好壞表現，許多報告都做了詳實記錄，我從中學到很多。我在全球衛生工作投入許多心力，包括消滅小兒麻痺症等，也與基金會、政府、學術界和私營部門的專家每天追蹤疫情進展。這些經驗幫助我歸納出幾個重點，其中一個關鍵：我們要多觀察那些表現優異的國家。

及早做出正確決定，日後就能得到最大報償

我知道這聽起來很奇怪，不過我最喜歡的網站是「全球疾病負擔」（Global Burden of Disease）。**這是個數據寶庫，專門追蹤世界各地的疾病與衛生問題，資料詳盡的程度令人咋舌，2019年版本記錄了204個國家與地區的286種死因，以及369種疾病與傷害。你若想知道人類活了多久、為什麼生病，以及歷

年來的情況與改變，這個網站是最好的資訊來源。我每次瀏覽這些數據，一看就是好幾小時。

「全球疾病負擔」是由健康指標與評估研究所（Institute for Health Metrics and Evaluation，以下簡稱IHME）建置的網站。IHME坐落在西雅圖的華盛頓大學，專門研究與估算全球人口的健康狀況，並用電腦模組找出不同變數之間的因果關係，例如哪些因素可以解釋某些國家的病例為什麼增加或減少、未來疫情預計會如何發展等等。

我自2020年初就開始向IHME詢問有關新冠肺炎的問題。我想知道防治新冠肺炎最成功的國家有什麼共通點，哪些地方做得最好？一旦能確定這些問題的答案，就能找出最佳措施，也能鼓勵其他國家效仿。

首先得定義什麼是成功，但這並不如想像中容易。你不能只看特定國家裡民眾死於新冠肺炎的機率。統計數據會被一項事實扭曲，那就是老年人比年輕人更容易死於新冠肺炎，因此高齡化國家因新冠致死的人數一定看起來比較糟。有個國家雖然高齡化程度最嚴重，防疫卻做得特別好，那就是日本。日本

---

* 我在書中不同地方提到的「我們」，有時候指的是我個人（或蓋茲基金會）參與的工作；但有時候則是為了簡化論述，指的是較廣泛的全球衛生部門，或是全世界。我會盡可能描述清楚。

** https://vizhub.healthdata.org/gbd-compare/

民眾最配合強制戴口罩的法令，這可以解釋他們防疫成功的原因，但可能也有其他因素。

評估新冠衝擊，超額死亡數是更全面的指標

若真要評量防疫成功的程度，採用的數據必須能掌握疫病造成的全部衝擊。不但要計算死於疫病本身的人數，那些因醫院收治太多新冠病患，以致無法接受及時治療而死亡的心臟病患者，也要列入考量。

有個數值就是計算上述情況，即所謂的超額死亡（excess mortality），可用來衡量新冠疫情後的死亡人數，比起疫情發生前高出多少，這個數字不但包括直接死於新冠肺炎的案例，也包括那些間接因疫病而喪命的病例；它是以每單位人口數的超額死亡數計算，這樣才能將國家的人口數量考慮進去。超額死亡數愈低，表示疫情控制得愈好。事實上，有些國家的超額死亡數甚至是負值，那是因為他們的新冠肺炎死亡人數相對較低，而且民眾待在家的時間更長，因交通事故和其他意外致死的案例反而降低了。

截至2021年底，美國的超額死亡數已超過每100萬人3,200例，與巴西和伊朗不相上下。俄國的超額死亡數更高，每100萬人超過7,000例，反觀加拿大則約為每100萬人650例。[1]

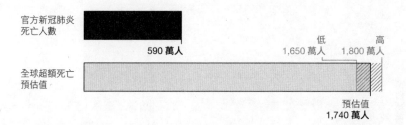

因新冠致死的實際人數：超額死亡數不僅包括直接因新冠致死案例，還包含因疫情而間接死亡的人數，可用來估算新冠疫情真正造成的影響。圖上方是截至 2021 年 12 月止，因確診新冠致死人數，下方則是超額死亡的估計值，約在 1,650 萬人至 1,800 萬人之間。[2]（健康指標與評估研究所）

　　許多國家的超額死亡數都非常低（趨近零或負值），像是澳洲、越南、紐西蘭、韓國等。在新冠疫情初期，這些國家把防疫三要事都確實做到位：一是迅速為大批人口做篩檢；二是隔離確診者與密切接觸者；三是確實執行監測、追蹤和管理入境者的政策。

　　遺憾的是，早期的成功很難維持。以越南來說，施打新冠肺炎疫苗的民眾較少，一方面是疫苗供給有限，另一方面則是政府把疫情控制得很好，讓施打疫苗變得沒那麼要緊。因此，當後來傳染力更強的 Delta 變異株出現時，越南民眾擁有免疫力的人數相對較少，受到的衝擊也就更大。越南的超額死亡數從 2021 年 7 月每 100 萬人 500 例，提高到同年 12 月的 1,500 例。不過，即使超額死亡數變高，越南的防疫仍是優於美國。[3]

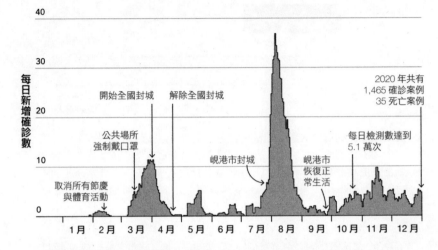

越南控制新冠肺炎的成果：越南官方在疫情第一年就實施了多項防疫措施。該國有 9,700 萬人口，但只有 35 人死於新冠肺炎，這是很大的成就。[4]（全球衛生典範）

　　整體來說，在疫情發生初期就採取適當措施，防疫成效還是會比較好。

　　IHME 的數據也顯示，一個國家在新冠防疫上能否成功，大致與民眾對政府的信任程度有關。[5]這很符合直覺，畢竟你如果對政府有信心，就比較會遵守新冠肺炎的相關防疫規範。但從另一個角度來說，對政府的信賴是以民調結果衡量，而專制政權下的人民可能不會輕易對民調員坦誠以對。無論如何，這項發現不一定有助於制定可馬上執行的實際措施，畢竟建立民眾對政府的信任需經多年持之以恆的努力經營。

　　還有個方法可以找出有效的防疫策略，那就是從另一個角度來看問題：找出單一政策執行得特別好的國家範例，仔細研究他們的做法，以便其他國家也能夠效法。「全球衛生典範」（Exemplars in Global Health）這個組織的任務，正是找出上述線索，他們也名實相符，的確找出了一些成效極佳的範例。

　　舉例來說，在其他條件都很相近的情況下，醫療系統運作得更好的國家，對新冠肺炎的防疫工作通常也會做得比較好。醫療單位組成的網絡若是健全緊密，醫療院所不僅人手充足、訓練有素且受社區居民信任，所需補給也非常充足，這些因素都有助於對抗新興疾病。可見在防疫計畫的眾多工作中，協助中低收入的國家與人民改善醫療系統，是要務之一。我們在第八章和第九章會再回到這個主題。

　　另一個例子，資料顯示，過境卡車是病毒跨國蔓延主因。那麼有哪些國家處理得當呢？烏干達在疫情初期，就要求所有卡車司機在入境前都要接受新冠肺炎篩檢，東非地區也跟著效法。但篩檢不僅費時，試劑也短缺，這項政策一度造成出入境交通堵塞，有時甚至延宕長達四天，司機必須擠在臨時住所，傳染情況反而惡化。

　　為了解決運輸堵塞的問題，烏干達和鄰國採取一些措施，其中包括將移動式檢測實驗室送往邊境、建立追蹤和分享篩檢

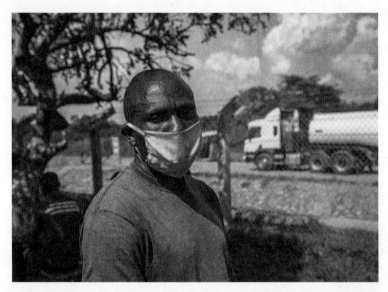

卡車司機納里庫‧穆沙（Naliku Musa）在烏干達與南蘇丹的邊界等待新冠肺炎的篩檢結果。[6]

結果的電子系統，以及要求卡車司機在出貨國家境內就接受篩檢，而不是到了邊界才做。在這些補救措施下，交通很快恢復順暢，確診數目也控制下來。[7]

　　總之，防疫政策要有成效，關鍵在於：在早期就對一大部分人口進行檢測、隔離確診病患及接觸者，並管理可能入境的病例，如此就能將病例數目控制在可承受的範圍內。倘若沒有馬上採取行動，後來就只能採取最極端的措施才能預防感染與死亡人數大增。

有些國家是負面教材

　　我不喜歡老是想著錯誤，但有些錯誤實在太嚴重了，需要檢討改進。有些國家是很好的防疫典範，但大部分國家在應對新冠肺炎時，都在某些方面犯了錯誤。在此要檢討美國的疏失，一方面是我很了解這裡的情況，另一方面則是有太多地方可以做得更好。但這絕不表示美國是唯一疏失連連的國家。

　　白宮在2020年的反應簡直是一場災難。總統和他的資深助理對疫情輕描淡寫，給民眾的建議也極為不當。很離譜的是，聯邦機構之間竟然也不願互通訊息。

　　很遺憾地，CDC主任是必須承受政治壓力的政務官，而CDC有些公共規範顯然受到政治左右。更糟糕的是，2020年主導CDC事務的不是流行病學家。有幾位前CDC主任的表現優越，令人至今難以忘懷，例如費吉和湯姆·費里登（Tom Frieden），他們都是長時間或一輩子在CDC奉獻的專家。你能想像一名從未經歷模擬戰爭的將軍，突然需要指揮戰局嗎？

　　不過，美國犯下的最大錯誤，還是篩檢工作沒做好：接受篩檢的民眾根本不夠多，檢測也拖太久才知道結果。倘若你身體帶著病毒，卻在七天以後才知道這件事，你很可能在這段期間又感染了其他人。我個人覺得最匪夷所思、也明明可輕易避免的是，美國政府從來沒有盡力擴大篩檢規模，也沒有訂定出統一方法來分辨哪些民眾應該優先篩檢並盡快得知結果，或是記錄所有的檢測結果。即使疫情已過了兩年，Omicron正迅速蔓延，許多人即使出現了症狀，還是無法接受篩檢。

在2020年初的前幾個月，政府應該讓所有擔心感染新冠肺炎的民眾都能連上政府網站，並在回答一些關於症狀和風險因子（例如年紀與所在地）之後，知道該到什麼地方接受篩檢。倘若一開始篩檢劑數量有限，政府網站也要能判定優先順序，並在可接受篩檢時發出通知給民眾。

政府網站不但要能確保篩檢工具以最有效率方式被使用，讓最可能確診的民眾先接受篩檢，政府也要能從網站得到額外資訊，了解哪些地區的民眾接受檢測的意願偏低。這些資訊有助政府投入資源，加強宣導，將篩檢推廣至這些地區。政府網站也應該讓確診或高風險的民眾能馬上有資格參加臨床試驗，並確保容易引發重症或死亡的高危險群可以施打疫苗。這個網站在非疫情期間則可用來防治其他傳染病。

任何一家好的軟體公司都可以馬上建好這個網站，然而州政府和市政府卻是自行架設，整個過程一片混亂，彷彿回到西部拓荒時代。*我還記得有一次在電話會議中與白宮和CDC的人愈講愈激動，對他們拒絕踏出這麼簡單的一步動了怒。至今，我仍無法理解他們為何不願讓這個全球最創新的國家，利用現代通訊科技來對抗一個致死疾病。

危機中，不少英雄挺身而出

兒童節目主持人弗雷德・羅傑斯（Fred Rogers）曾說，發生災難的時候，「你可以尋求幫助。你一定會發現，有人正在幫助他人。」新冠肺炎期間，我們很容易找到助人者。他們到處都是，我有幸與當中許多人相遇，也聽到更多助人故事。

在印度邦加羅爾有一名位居防疫前線的新冠病毒檢測人員希爾帕什麗（Shilpashree A.S.），在2020年有五個月的時間，每天都戴上防護頭罩、護目鏡、乳膠手套和口罩，走進一個小隔間，雙手從隔間的兩個洞伸出來，花好幾個小時幫大排長龍的病患做鼻腔拭子檢測。為了保護家人，在那段期間，她只靠視訊和家人見面，不跟家人做任何實際接觸。[8]

在南非索威多（Soweto），有2,000名志願者參與疫苗研究試驗，測試由牛津大學研發的新冠疫苗效力，塔班・席雷克（Thabang Seleke）就是其中一人。截至2020年9月，南非有超過60萬人確診，13,000人因此喪命。塔班從朋友那兒得知這個疫苗研究試驗，決定挺身而出，為及早終結非洲和全球疫情盡一份心力。

西坎德・比岑荷（Sikander Bizenjo）從巴基斯坦的喀拉

---

* 微軟會願意免費架設這個網站，我相信許多其他公司也會願意。

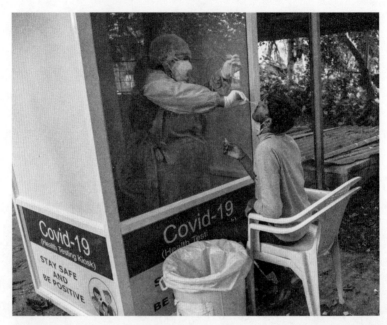

印度醫護人員希爾帕什麗為邦加羅爾市的病患採檢,她每天都身穿防護衣在隔間裡工作好幾個小時。[9]

蚩(Karachi)回到家鄉巴羅契斯坦省(Balochistan),在這個位於巴基斯坦西南方的乾燥山區,70%居民都生活貧苦。西坎德成立了名為「巴羅契斯坦抗新冠青年團」(Balochistan Youth Against Corona)的組織,訓練超過150名青少年,協助當地居民。他們用地方語言舉辦關於新冠肺炎的宣導活動,同時設立圖書室,捐出了數十萬本書。他們為7,000個家庭提供醫療器材,也為18,000個家庭提供食物。

依索·布蘭奇（Ethel Branch）是納瓦霍國（Navajo Nation）的族人，也是該自治區的前司法部長。她離開法律事務所，協助成立「納瓦霍族與霍皮族新冠肺炎救濟基金會」（Navajo & Hopi Families COVID-19 Relief Fund），將水、食物和其他必需品運送給需要的族人。她和同事募到了數百萬美元（其中一個募款管道是2020年GoFundMe募資平台最熱門的前五名），並集結了上百位年輕志工，協助上萬個家庭。

我可以寫一整本書，講述疫情期間人們如何犧牲自己以幫助他人。全球醫護人員冒著風險照護病患，根據WHO的調查，截至2021年5月，有超過11.5萬名照顧新冠病患的醫護人員喪失性命。還有許多第一線的急救員和工作者不間斷地守住工作崗位。[10]人們守望相助，幫助無法出門的鄰居採買食物。無數人遵守戴口罩的規定，盡量待在家裡。科學家夜以繼日地工作，絞盡腦汁試圖遏止病毒，拯救生命。政治家根據資料和證據做決定，即使做出的決定不一定受民眾歡迎。

當然，並不是所有人都做出了正確的選擇。有些人拒絕佩戴口罩；有些人不願意接種疫苗；有些政客拒絕承認疫病大流行的嚴重性，阻礙別人為遏止病毒傳播所做的努力，甚至暗指疫苗是邪惡的，他們的選擇影響了數百萬人，不容忽視，政治界的老生常談也在此得到印證：選舉會帶來後果，在上位者的影響深遠。

變異株出現、病例暴增和突破性感染都在所難免

在新冠肺炎爆發之前，你可能從來沒聽過所謂的變異株，除非你是傳染病專家。這聽起來也許像個駭人的新概念，但變異株其實稀鬆平常。舉例來說，流感病毒可以很快地突變成新的變異株，這也是為什麼我們每年都要重新審視流感疫苗，而且經常更新。需要特別注意的是那些傳染力較強，或較擅長入侵人類免疫系統的變異株。

在疫情爆發初期，科學界人士普遍認為新冠病毒雖然可能出現突變種，應該不會造成太大的問題。到了 2021 年初，科學家注意到變異株的出現，但由於演化方式雷同，有些科學家仍冀望最糟糕的變種病毒就是這樣了。然而，Delta 變異株的出現，證實情況並非如此，它的基因組演化出極高的傳染性。Delta 變異株的降臨是個意外的壞消息，但它讓所有人相信更多的變異株將一一出現。在這本書快完成的時候，Omicron 變異株正席捲全球，這是直至今日傳染力最高的變種，也是人類遇到過傳染速度最快的病毒。

病毒都有可能演化出變異株。未來若又有疫情爆發，除了靠科學家密切監控，確保研發出來的新防疫工具能夠對治新突變之外，由於病毒會在人傳人的過程中不斷突變，最要緊的還是繼續執行確實能夠減少傳染的措施，包括遵守專家對戴口

罩、保持社交距離和接種疫苗的建議，並且確保低收入國家與人民能取得對抗病原所需的疫苗和其他工具。

就像出現變異株不令人意外，所謂的突破性感染亦然，也就是施打過疫苗的人仍被感染的情況。除非有天我們能研發出可以完全阻絕感染的疫苗或藥物，否則接種過疫苗的人仍有可能被感染。但特定人口中，打過疫苗的人愈多，確診病例就會下降，而確診病例中，突破性感染的比例則可能會增加。

我們不妨這麼想。想像新冠肺炎開始在一個疫苗施打率很低的城鎮蔓延，有1,000人重症入院。在這1,000個重症病患中，有10個人是受到突破性感染。

接著病毒傳到了鄰近城鎮，在那裡民眾施打疫苗的比率很高。他們只有100起重症案例，其中8起是突破性感染。

在第一個城鎮裡，突破性感染是1,000個重症病例中的10例，也就是1%。在第二個城鎮裡，突破性感染是100例中的8例，也就是全部的8%。第二個城鎮有8%是突破性感染，聽起來很糟糕吧？

但我們要記得，突破性感染率不是重要的數字。重點是重症的總數，而這個數目在第一個城鎮高達1,000人，在第二個城鎮只有100人。不管從什麼角度來看，這都是個進步。如果你跟很多當地居民一樣都打了疫苗，那麼待在第二個城鎮會安全得多。

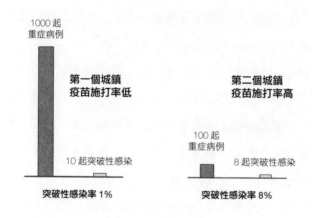

1000 起
重症病例

第一個城鎮
疫苗施打率低

第二個城鎮
疫苗施打率高

100 起
重症病例

10 起突破性感染

8 起突破性感染

突破性感染率 1%

突破性感染率 8%

居住在哪個城鎮比較安全？

　　除了變異株和突破性感染，另一個不令人意外的現象，是疫情會有好幾波，也就是確診數又突然大增的情形。我們從歷史上的疫病流行就知道，疫情會一波接著一波來襲，但每回出現新一波疫情，各國總是措手不及。

　　我承認跟許多人一樣，被2021年中在印度Delta變異株崛起的程度嚇了一跳。一方面是人們的一廂情願，因為2020年初病毒控制的情況還不錯，我們便誤以為可以放鬆了；另一方面則顯得可悲又諷刺：那些早期最成功壓下病毒的國家，後來更容易出現疫情高峰，因為他們防堵病毒的措施讓民眾不容易生病，也無法自然產生免疫力。

　　壓制疫情的目標，是要延緩病毒全面傳播的速度，防止醫院過載，並且爭取時間，等可以保護民眾的疫苗問世。但如果在施打疫苗普及之前就出現了傳染力特別強的變異株，那麼疫情進入新一波的大爆發幾乎無可避免。印度很快就學到教訓，並在2021下半年成功推廣接種新冠疫苗。

科學日新月異，在混亂中創新

對於是否戴口罩，以下是美國政府在新冠疫情期間所持的不同立場：

- 2020年2月29日：公共衛生總署署長在推特上勸民眾「不要再搶購口罩」，因為口罩「無法預防」新冠（這個說法後來被推翻），民眾搶購只會讓醫護人員更難取得（當時的確如此，但要大量生產其實很容易）。

- 2020年3月20日：CDC重申，若非醫護人員或無須照顧病患，健康民眾就不需要戴口罩。

- 2020年4月3日：兩週後，CDC建議兩歲以上的所有民眾在公共場所、外出旅行或家中有人可能感染時都要佩戴口罩。

- 2020年9月15日：CDC建議所有在校師生盡量戴口罩。

- 2021年1月20日：拜登總統簽署行政命令，要求所有出入聯邦建築、聯邦土地的人，或政府獨立約聘員工都要戴口罩和保持社交距離。隔天又簽署命令，要求民眾在搭乘大眾交通工具時也要戴口罩。九天後，CDC發布規定，任何民眾若拒絕在聯邦強制的地區戴口罩，就是違反聯邦法令。

- 2021年3月8日：CDC公布新規範，完全接種疫苗的民眾在室內拜訪其他已接種疫苗者，可以不用戴口罩。

- 2021年4月27日：CDC宣布，無論接種疫苗與否，民眾在戶外與家人行走、騎腳踏車或跑步時可以不用戴口罩。完全接種疫苗的民眾在戶外完全不用戴口罩，除非他們正在參加大型聚會，例如演唱會。

- 2021年5月13日：CDC宣布完全接種疫苗的民眾在室內不用再戴口罩或保持人身距離。華盛頓州、加州等州在6月中或6月底之前仍繼續強制戴口罩。

- 2021年7月27日：有些地區確診案例大增，CDC建議完全接種疫苗的民眾在這些地方恢復戴口罩，同時建議學校所有的老師、員工、學生和訪客無論接種疫苗與否，在室內都要戴口罩。

規範不斷改變，令人頭暈腦脹。這表示CDC的官員很無能嗎？不是的。我不會為CDC做的每個決定辯護，我和許多專家一樣，都認為CDC在2021年5月主張接種疫苗的民眾不需戴口罩，是個錯誤決策。但在公共衛生的緊急情況下，這些都是不完美的人憑著不完美的數據，在不斷改變的環境下所做的決定。我們在很早以前就應該著手研究呼吸道病毒的傳播，而不是像現在這樣被逼著在疫情中學習。然而，從前CDC主任大衛·山瑟（David Sencer）的故事，我們可以學到，在疫病爆發之際要求完美決策是違反常理的。[11]

山瑟於1924年在密西根出生，大學畢業之後加入了美國海軍。他曾與結核病纏鬥了一年，長時間無法正常生活的經歷，使他病癒後決定加入美國公共衛生局（U.S. Public Health Service），立志協助防治類似疾病。

後來，山瑟因疫苗開始嶄露頭角。他在進入CDC後協助立法，創立了美國第一個廣泛疫苗接種計畫，大幅增加了接種小兒麻痺症疫苗的兒童人數。他在1966年成為CDC主任，更將CDC的工作項目擴展至瘧疾、家庭生育計畫、菸害防制等領域，甚至協助從外太空回來的太空人隔離。山瑟擅長運籌管理，這項專長讓他成為消滅天花任務中不可或缺的大功臣。

1976年1月，一名在紐澤西迪克斯堡（Fort Dix）服役的軍人帶病行軍了數公里，後來死於豬流感。另有13人染病住院。醫生發現這些士兵都染上流感病毒，這株病毒跟造成1918年流感疫情的病毒很像。

當時的疫情沒有傳出迪克斯堡。但到了1976年2月，山瑟擔心那年秋天流感季節會重演1918年導致全球數千萬人喪命的災難，於是主張推廣針對這種豬流感病株的群體免疫。由著名科學家約納斯・沙克（Jonas Salk）和阿爾伯特・沙賓（Albert Sabin）等人組成的總統特設小組也表示贊同，當時這兩名科學家已經研發出具突破性的小兒麻痺症疫苗。傑拉德・福特（Gerald Ford）總統上電視發表他對推廣群體免疫的支持，這項運動也很快就開始進行了。

但到了12月中，情況開始變得棘手。有十個州出現民眾接種後得到格林巴利症候群（Guillain-Barre syndrome，簡稱GBS）的案例，這是一種會造成神經受損與肌肉無力的自體免疫疾病。12月底，接種計畫暫停，後來也沒有再重啟。不久之後，山瑟就被迫卸下CDC主任的職務。

在4,500萬接種疫苗的民眾中，共有362人得到GBS，這個比例是一般人的四倍左右。一項研究顯示即使疫苗真的導致少數人得到GBS，其貢獻還是遠超過風險。[12]但還是要有人承擔責任，山瑟於是成了代罪羔羊。

於2011年辭世的山瑟在公共衛生的領域始終地位崇高。大家公認他冒險推動集體免疫很值得；他對流感的預測如果準確，當時沒有採取行動的代價將會非常大。自體免疫疾病確實是種風險，但批評者卻將焦點放在這個罕見的情況，而非數百萬人可能喪命的事實。

在公共衛生領域裡，最好不要輕易送出這樣的訊息：「盡早採取行動，不過一旦做錯了，就得捲鋪蓋走人。」當然，如果有人真的做了錯得離譜的決定，下台可能是應該的。但衛生官員在做困難決定時應該被容許有些微誤差，因為虛驚一場的情況難免發生，而要分辨警報是真是假並不容易。

當初山瑟倘若什麼都不做，而他的恐懼果然成真，會是什麼情況？美國原有機會終結在本土爆發開來的病毒，卻因選擇無所作為，最後導致數百萬人死亡。當像山瑟這樣的人憑良心以能取得的最佳資料採取行動時，他們不該因為可能做了錯誤的決定而遭受攻擊。畢竟批評者只是後見之明，而且這樣做只會讓在位者過度小心，為了保護自己的職業生涯而保守行事。牽涉到公共衛生的議題，保守行事很可能釀成大災禍。

創新發明值得投資

我們很容易誤以為發明是一夕間創造出來的。1月的時候，你可能連聽都沒聽過信使核糖核酸（messenger RNA，簡稱mRNA），然而到了7月，你已經讀遍所有相關訊息，還接種了用它製造出來的疫苗。這可能會讓你覺得疫苗在六個月之內就從無到有地問世了。但創新發明從來不是瞬間成就的，需要科學家用好幾年的耐心，努力不懈，經歷無數失敗，才能實現。

此外，也需要資金補助、優良的政策，並運用企業家的智慧，才能將實驗室的想法推行上市。

美國與其他國家的政府早在多年前就投入研究，用mRNA或另一種稱為病毒載體的工具研發疫苗，若非如此，新冠疫情的嚴重性實在不堪設想。光是2021年，這些疫苗就有60億劑送到全球（我會在第六章解釋這兩個工具如何作用）。少了這些疫苗，我們的處境會更艱難。[13]

這次疫情讓我們看到了數十種創新概念的具體例子，包括新的診斷工具、治療方法和政策，甚至如何資助這些資源分發配送到世界各地。科學家也更了解病毒如何在人與人之間傳染。同時由於流感病毒在新冠疫情的第一年裡幾乎完全停止傳播，如今科學家知道遏止流感是辦得到的，這對防治未來流感和其他疾病爆發是個好兆頭。

新冠肺炎也凸顯了關於創新發明不可迴避的事實：全世界最有能力將研究轉化為商品的就是私營部門。我知道並不是所有人都喜歡這種安排，但獲利的動機往往是世界上最能加速新產品創造的驅動力。政府的角色是要投資可以帶來重要新發明的基礎研究，調整政策讓新概念能發揚光大，並創造出市場和獎勵機制〔美國就是用「神速行動」（Operation Warp Speed）計畫，加速疫苗研發〕。當市場機制失靈，也就是有一些民眾非常需要這些救生工具，卻無法負擔時，政府、非營利組織和基金會應該要介入加以補救，他們通常可以與私營部門找到最好的合作方式。

開始認真備戰，下一次可以做得更好

　　全球對新冠肺炎的因應，比處理史上其他疾病都更快、更好。但誠如已逝教育家也是醫生的漢斯・羅斯林（Hans Rosling）所說：「凡事皆有兩面，有好的一面，也有壞的一面。」[14]舉例來說，全球以破紀錄的速度研發出安全有效的疫苗，這是好的一面。壞的一面則是，貧窮國家接種疫苗的人實在太少了，我在第八章會回到這個問題。

　　到目前為止，還有令人憂心的一面：我們並沒有因為新冠疫情而開始認真備戰，以避免疫病再次大流行。

　　政府應為人民的安全負責。對於會造成損壞和死亡的一般事件，包括火災、天災和戰爭，政府都有建立好的因應系統：他們有專家能了解風險、取得所需資源和工具，也會演練緊急措施。軍方會進行大型演練，確保隨時準備好行動。機場會進行演習，查看是否能因應緊急情況。市政府、州政府和聯邦政府會演習應對天然災害。就連學童也會參加火災演習，美國的學童，還得參加槍擊演習。

　　然而面對疫病流行，我們卻完全沒做任何演練。儘管過

去數十年來一直有人警告新型疾病可能會奪走數百萬條人命，
2015年我便提出警告，在那前後也有人接連不斷地示警，但各
國仍無動於衷。人類這麼努力預防火災、風暴或他人的攻擊，
面對這個小到不能再小的敵人，我們卻沒有認真防範。

在第二章我會提出我們需要集結來自世界各地的人士，這
些專家的專職，就是思考跟可能導致人類大量死亡的疾病有關
的所有事情，包括如何及早發現、應變，以及如何衡量我們是
否準備充足。

總而言之，人類過去從未致力研發防疫所需工具，或準備
好合適的應變措施。現在，該採取行動了。接下來的章節，我
會闡述我們可以怎麼做。

設立防疫小組

一場火災不至於蔓延全球，但疾病就不一樣了。

為了預防大流行，需要部署跨領域的常設專家團隊。

西元六年，一場大火摧毀了羅馬城。為避免災難重演，羅馬皇帝奧古斯都（Augustus）採取帝國歷史上前所未有的行動，創建了一支常設消防隊。[1]

這支消防隊後來擴充至將近4,000人，分成七個小組，分別守護羅馬城幾個重要的駐點營房，人員配備有水桶、掃把和斧頭（其中一個營房在16世紀中出土，有時開放遊客參觀）。這支消防隊的官方名稱是「警備隊」（Cohortes Vigilum），也被暱稱為「小水桶兄弟」（Sparteoli）。

在世界的其他角落，中國第一支專職消防部隊，是由11世紀的宋仁宗設置。約莫200年後，歐洲才成立第一支消防隊。美國則是在獨立戰爭前，由年輕的班傑明・富蘭克林（Benjamin Franklin）促成消防志工團的成立，那時也有私人團隊幫忙滅火，費用由保險公司支付；直到1853年，才在俄亥俄州的辛辛那提市成立由政府運作的常規消防隊。[2]

如今美國有311,000名全職消防隊員，分駐在將近3萬間消防局。*地方政府每年投入救火勤務的經費超過500億美元（我查資料的時候，看到這麼大的數目非常驚訝）![3]

更別提我們採取了多少措施預防火災發生了。過去近800年來，各國政府通過法案減少火災發生的風險，包括禁止蓋建茅草屋頂（13世紀的倫敦）、要求將麵包烤窯使用的燃料儲存在安全的地方（16世紀的英國曼徹斯特）等。[4]如今美國消防協會這個大型非營利組織公布了超過300條建築守則與標準，目的就在於減少火災發生的風險與規模。[5]

　　換言之，過去兩千年來，人們已意識到一般家庭與商家無法獨自保護自己免於火災威脅，還需要來自社區的援助；畢竟鄰居失火，你的房子也會有危險。消防隊員的職責就是採取行動以防止火勢蔓延，而且為了保持技巧純熟，消防隊沒有出勤滅火時，還需經常進行消防演習，並投入公共安全相關活動。

人們的命運相連，只要一個人就能讓疫情爆發

　　當然，一場火災不至於蔓延全球，但疾病就不一樣了。疫病大流行就好比一棟建築起火了，而火勢在幾週內延燒到世界各國。為了預防疫情，我們需要的就像是一支具全球規模的消防隊。

　　我們需要一群來自世界各國的專家，專職協助各國預防疫病大流行。這個團隊要負責觀察可能的疫情爆發、一有跡象就提出警示、協助控制疫情、建立可分享確診數目和其他資訊的系統、提出標準化的政策與訓練、評估世界各國是否能迅速研發新工具，並且進行演習以了解系統的弱點。除此之外，這個

---

* 美國共有約 74 萬名志願消防隊員。

組織也應該能夠協調全球各地國家層級的專家和衛生醫療系統一起防疫。

要設立這樣的組織,富裕國家政府必須願意認真投入,包括確保組織人員充足且適任。要取得全球規模的共識很難,找到充沛資金也不容易,但即使困難重重,我還是認為組織這樣的國際團隊非常重要。在這個章節中,我想闡述這個團隊該如何運作。

你可能以為我提出的這種團隊早就存在了。你肯定看過許多災難電影和影集,儘管出現可怕的疾病,全世界似乎已準備周全。當有人開始出現症狀,美國總統立即聽取相關的簡報,誇張的電腦動畫模型展示疾病如何蔓延全球。專家團隊接到等待已久的來電(很奇怪都是在早餐時間打來的),馬上展開行動。他們穿著防護衣,拎著昂貴的儀器,搭乘直升機前去評估情況。他們著手採集樣本,衝到實驗室去製造解藥,最後完成拯救人類的使命。

然而,真實世界的情況複雜多了。

好萊塢的版本一開始就輕忽了疫情防治中最重要(卻也最平淡無趣)的一件事:各國必須有完善的醫療系統。在一個運作順暢的系統裡,醫療院所應該要有充足的人手和裝備,可供孕婦接受產檢和產後照護,以及為兒童定時接種疫苗;醫療人員接受過公共衛生與疫情防治的完善訓練;通報系統讓我們能輕易辨識可能的群聚感染，並提出警告。有這樣全套的防疫系統（大部分富裕國家和一些中低收入國家是有的），才比較可能在新興疾病爆發早期有所警覺，而不是等到新疾病傳染給上萬人，甚至蔓延到其他國家之後才發現，為時已晚。

　　但電影情節中最不真實的部分，還是彷彿有某個單位可以結集上述不同功能，迅速果決地採取防疫行動。我最喜歡的例子，是一部我很愛看的電視影集《24小時反恐任務》第3季的劇情。恐怖分子刻意在洛杉磯施放病原，幾乎所有政府單位都馬上得到消息。病原釋出的旅館立即遭到查封。有個電腦天才不但找出疾病蔓延的方式，也知道消息會多快傳開，民眾在逃離城市的時候交通會多堵塞（這是最精采部分）。記得在觀看那幾集時，我心想：「哇，這個政府還真知道該如何準備。」

　　以電視劇情來說，確實很精采，如果情況真能這樣發展，我們當然也就高枕無憂了。但實情並非如此。雖然努力因應疫情大爆發的相關單位不在少數，他們的工作卻大多仰賴志工團體，其中最有名的是「全球疫情警報和反應網絡」（Global Outbreak Alert and Response Network，以下簡稱GOARN）。地區和國家級的應變小組通常人手不足，經費也不夠，更不曾得到國際社會的委任以開展全球合作。唯一算有職權的組織是WHO，但能取得的資金卻非常有限，組織內也幾乎沒有人專門負責防疫，只能靠GOARN的志工。

沒有任何組織擁有足夠的規模、視野、資源和責任，可以監測、因應疫病爆發，防堵大流行。

網羅各界精英，成立GERM專家小組

不妨思考一下，當面臨疫情爆發，我們該如何循序採行一連串的措施最有效？病患必須前往醫療診所接受治療，而醫護人員必須能做出正確診斷。確診案例要往上通報，而負責分析的專家必須能注意到哪裡有不尋常的病例群聚，哪些病例出現類似的可疑症狀或檢測結果。微生物學家必須取得病原樣本，判斷病原是否已知；基因學家可能需要研究出病原的基因組圖譜；流行病學家必須了解疾病的傳染力與嚴重性。

社區負責人必須取得正確的資訊並分享出去；隔離政策必須實施並確實執行；科學家要盡快研發檢測法、治療和疫苗。此外，就像消防隊員在滅火之餘也勤於演習，這些組織都需演練，針對測試系統不完善之處，加以修正。

疫情監控與應變系統中應有的基本要素，其實都已存在。我遇過一些冒著性命危險，投入這份工作的人。但新冠肺炎會發生，不是因為沒有熱情的聰明人試著防堵，而是因為我們沒有為這些熱情的聰明人，打造一個可讓他們發揮所長且準備完善的堅強體系。

我們需要一個資金充足的全球組織，有足夠的全職專家負責所有重要的領域，組織本身是有信譽與職權的公家機構，職權範圍是專門預防疫病流行，不做他用。

我把這個專家團隊稱為「全球疫病因應與動員」（Global Epidemic Response and Mobilization，簡稱GERM）小組，每個成員時時刻刻要問自己同樣的問題：「人類準備好因應下一次疫病爆發了嗎？我們如何準備得更周全？」他們應該要全職支薪，定期演練，準備好在下一次疫病威脅出現時，啟動協調一致的因應措施。當疫情蔓延，GERM小組要能及時宣告已達大流行等級，並與各國政府和世界銀行合作，迅速募款因應。

GERM約需3,000名全職員工，由來自各個領域的人員組成，包括流行病學、基因學、藥物與疫苗研發、數據系統、外交、緊急應變、物流、電腦模型和通訊等。GERM應由WHO管理，因為只有WHO才有足夠的國際聲望。它應有不同領域的分工，有些地方性的員工散布世界角落。為了找到最好的員工，GERM應遵循特別的人事體系，有別於多數聯合國機構。團隊大部分成員的辦公室將分布在各國的公衛機構，但有些人則進駐WHO的地方辦公室，或WHO位於日內瓦的總部。

當疫情爆發的危機迫在眉睫，全世界都需要專家分析早期的數據，確認威脅存在。GERM的數據專家會建立通報系統，監控可疑的群聚案例。流行病學家會監控國家政府的報告，與

WHO的同事一起辨識任何看起來像疫情爆發的現象。產品研發專家可以給政府與企業提供意見，判斷藥物和疫苗的優先順序。電腦模型專家可以與世界各地的專家通力合作。團隊也會帶頭擬定並協調一般因應措施，例如關閉邊境的方法與時間、戴口罩的規範等等。

外交工作也勢必成為任務的一部分。國家與地方領袖畢竟是最了解國內特殊狀況的人，他們精通所有地方語言，人脈很廣，也被民眾視為領袖。GERM的成員必須和這些人密切合作，也要表明他們的工作是支援，而非取代地方專家。倘若GERM變成一個從外部干涉的單位，甚至只是讓人稍微有這樣的印象，有些國家很可能會拒絕接受他們的建議。

那些需要額外協助的國家，GERM會資助或提供公衛專家，讓他們參與這個全球防疫網絡。這些人要一起訓練和演習，磨練技巧，在地方或全球需要時隨時待命。需求較多或疫情較容易爆發的國家應引進更多GERM成員，讓他們協助建立地方防疫的專業。GERM成員無論被分配到何處，都有兩個身分：既是國內監測應變系統的一部分，也是GERM快速因應系統的一部分。

最後，GERM小組也要負責測試全球的監控應變系統，找出需要改善之處。他們會擬定防疫清單，就好像飛行員在起飛前，或外科醫生在手術過程中有一套必要流程一樣。此外，就好像軍方會做個各種複雜的演習，模擬不同情境並測試因應情況，GERM也要演練疫情爆發的應變措施。這不是一般的戰爭，而是一場防疫戰。這是團隊最重要的角色，我們會在第七章討論更多細節。

我描述的是一個新組織，但並非史無前例。我參考的模式，曾用來有效防治另一種幾乎已經完全滅絕的疾病。

對治小兒麻痺症，緊急應變中心十年有成

小兒麻痺症會使病患行動不便，通常影響雙腿功能，但在罕見的情況下，也會影響橫膈膜，讓病患無法呼吸。這個疾病可能已存在數千年之久（西元前16世紀的一塊埃及石板上就描繪了一名祭司，一條腿看似因小兒麻痺而萎縮）。[6]儘管小兒麻痺疫苗在1950年代中期和1960年代早期就問世了，但接下來的數十年裡，疫苗卻沒有送達每個需要的人手上。即使到了1980年代，每年在125國家裡仍有35萬野生株病例。[*]

直到1988年，WHO和其他組織（以志工團體國際扶輪社為首）開始致力根除小兒麻痺症，小兒麻痺疫苗被列入兒童的

---

[*] 我在這邊特別注明是「野生株」小兒麻痺症病毒，以便跟疫苗衍生株引發的罕見病例區隔。

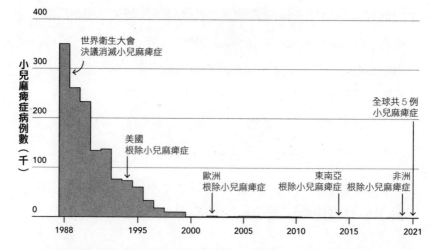

終結小兒麻痺症：在全球通力合作下，野生株小兒麻痺症的數量大減，從 1988 年的 35 萬例，降到 2021 年僅有 5 例。[7]（WHO/ 全球根除小兒麻痺症計畫）

標準接種疫苗，他們也發起大型疫苗宣傳活動，在這些努力下，全球感染野生株小兒麻痺病毒的病例，從每年 35 萬例降到 2021 年的十幾例，降幅超過 99.9%！[8] 野生株小兒麻痺病毒不再出現在 125 個國家，而只出現在兩個國家：阿富汗和巴基斯坦。

　　成功掃蕩背後的主因，是緊急應變中心（EOC）的設置。這個中心已成立十年，創始於奈及利亞，在超過十幾個最難消滅小兒麻痺症的國家中，成為小兒麻痺症計畫的重要支柱。

　　若想了解緊急應變中心的模樣，不妨想像選舉前幾天的競選辦事處。牆上貼著地圖和圖表，但追蹤的不是民調數字，而

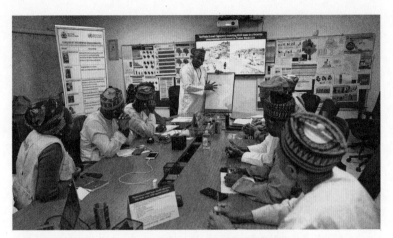

奈及利亞阿布賈（Abuja）的國家應變中心是處理公共衛生威脅（包括伊波拉病毒、麻疹和拉薩熱）的中樞，而在 2020 年，該中心迅速調整為對抗新冠病毒。[9]

是最新的小兒麻痺症數據。在這個樞要中心，政府的公共衛生人員和國際夥伴（例如WHO、UNICEF、CDC和國際扶輪社）針對任何小兒麻痺病毒的通報展開應變，不管是有兒童出現肌肉麻痺，還是在汙水樣本中發現病毒（我將在下個章節詳細解釋汙水採樣的概念）。

　　緊急應變中心通常負責監督每年小兒麻痺症口服疫苗的分配，管理數萬名挨家挨戶為兒童施打數劑疫苗的接種人員，與地方領袖保持關係，為有關疫苗的錯誤概念和資訊闢謠，並利用數位工具確認接種疫苗人員能順利前往安排好的地點。

　　多虧了這個系統，緊急應變中心的員工甚至知道有多少戶人家拒絕讓孩童接種疫苗。他們估計的數字非常精準：巴基斯坦國家緊急應變中心的協調員指出，他們已將拒絕率從2020年的1.7%降到隔年的0.8%，在一次推廣活動中，甚至只有0.3%戶拒絕疫苗。[10] 2020年3月，該國政府將小兒麻痺症緊急應變中心轉為以新冠肺炎為重心。

以數億美元的投資，避免數兆美元的損失

GERM會是全球緊急應變中心的加強版。就像緊急應變中心除了對治小兒麻痺症這類地區性疫病流行，也隨時準備轉型因應新興疾病。GERM也具備這樣的雙重功能，只是重點相反。防治新興疾病應列為他們的優先事項，但沒有疫情威脅時，他們也會協助防治小兒麻痺症、瘧疾和其他傳染病，藉此保持技巧純熟。

你可能會注意到，GERM的描述少了一項很明顯的工作：治療病患。這是刻意設計的。GERM不需要取代如「無國界醫生」裡的快速應變臨床專家。它的工作是協調這些專家的努力，協助他們的工作，例如監測疾病、建立電腦模型等其他功能。GERM無須照護病患。

我估計GERM小組每年需要的運作資金約10億美元，可以支付3,000名員工的薪資，以及設備、旅行和其他支出。每年

10億美元，還不及全球一年軍防預算的千分之一。[11]面對如新冠肺炎這類耗損上兆美元的悲劇，這是一種保障，同時也能減少其他疾病造成的人力與財力負擔。這麼一想，每年10億美元實在很划算。*我們不該把這筆花費想成慈善行為，或傳統的發展援助。就像國防費用一樣，每個國家都該負責保護國民的健康與人身安全。

GERM小組是監控應變系統的關鍵，我在接下來的章節會不斷提及。你會看到它如何在各種防疫工作中扮演重要角色：監測疾病、協調緊急因應措施、建議研究議題，以及測試系統以尋找系統弱點。下一章，我們先探討如何在一開始就監測到疫情爆發。

---

* 這個組織需要對公眾負責，並擁有來自WHO的職權，所需費用不應該由私人來支付。

第三章

有效監測
以防堵疫情爆發

如何投資在對的人和對的科技？

西雅圖流感研究人員的吹哨過程與成功經驗可供借鏡。

你一生中生過幾次病？大部分的人都經歷過幾次感冒或腸胃炎。運氣不好的話，可能還得過流感、麻疹或新冠肺炎等比較嚴重的疾病；在某些國家，甚至可能需與瘧疾或霍亂奮戰。疾病一直存在，但不是所有疾病都會造成大流行。

所謂監測流行疾病的任務，是觀察那些從有點棘手到可能造成災難的各種病例，並在必要時提出警示。負責監測疾病的人不是在稻草堆裡找一根針，而是在一大堆比較鈍的針裡，找出最銳利、最致命的。

不幸的是，「監測」一詞很容易令人聯想到歐威爾筆下的集權主義。但我所說的監測，只不過是由全球人士組成網絡，時時追蹤民眾的健康情況。他們提供的資訊會有許多功用，從引導公共政策到決定每年民眾該接種哪個流感病毒株的疫苗。這次新冠疫情讓我們清楚了解到，世界各國投入在疾病監測的資源實在太少了。若沒有強有力的系統，我們就無法及早察覺並防堵可能的大流行。

但這是可以解決的，我會在這一章闡述解決之道。首先，需要了解地方醫護人員、流行病學家和公共衛生官員的角色，因為若有大流行病正在醞釀，他們是最先看到徵兆的人。接下來，我會說明目前在全民疾病監測上遇到的障礙，例如在一些國家，許多人的出生和死亡從來沒有正式紀錄；但我也會告訴你，有些國家是如何克服這些困難的。

最後，我會探討疾病監測的最新工具，新的檢測法將顛覆醫生檢測病患的方式。此外，有一個以市鎮為規模，用來研究流感的新方法，首度在我的家鄉西雅圖啟用（這個故事高潮迭起，充滿激烈的倫理衝突）。希望到了本章節末，我可以說服你相信，只要投資在對的人和對的科技上，全人類就能擁有所需的工具，在下一次大流行病來襲之前及時察覺。

被動監測不夠，還需要主動監測

2020年1月30日是新冠疫情的關鍵時點：WHO祕書長宣布中國新型冠狀病毒疫情已構成「國際關注的公共衛生緊急事件」（PHEIC）。這是在國際法下的官方名稱，當WHO發出此聲明，世界各國都需要採取不同步驟因應。*

儘管有些疾病如天花和新型流感很容易導致嚴重後果，一旦發現就應該立即通報，但大多數時候，系統的運作，就跟這次新冠疫情一樣：WHO既想要保護大眾，卻又不想引發恐慌，往往要等到資料完備之後，才會真正啟動國際因應措施。

可以預期的，這些重要的疫情資料來源之一，需仰賴醫療系統的日常運作，也就是第一線醫護人員與病患之間的互動。

---

* 但目前並沒有任何機制可以確保各國實際採取行動。

單一病例不會引發警報，大部分的醫療院所人員不會只因一名病患出現咳嗽和發燒的症狀就大驚小怪。通常是出現可疑的群聚病例，才會引起注意。

這種方式稱為被動疾病監測，由醫療院所的人員將需要通報的病例，上報至公共衛生單位。他們不會分享每個病例的細節，而是給一個通報病例的總數。在理想情況下，這些資料會匯入地區性或全球資訊庫，方便專家分析模式，採取因應措施。舉例來說，非洲國家會將特定疾病相關的整合資料，匯入所謂的疾病監測與因應綜合系統（Integrated Disease Surveillance and Response system，簡稱 IDSR）。[1]

假如整合資料顯示，醫護人員之間出現不尋常的肺炎案例數目，這就是個警訊。州立或國立衛生機構中監控資料庫的分析家最好能注意到病例突增的情況，並注記需要深入調查。全球最先進的醫療系統會用電腦系統警示突增案例，然後通知衛生單位，提醒他們這些病例需要詳查。

一旦懷疑有傳染病爆發，你需要的絕不只是病例數目。首先要確認病例數是否高過預期，這就需要用到出生與死亡的追蹤紀錄，以了解目標數量，在此章節後面會再回到這個主題。倘若你判斷這個疾病可能會快速蔓延，緊接著需要知道的是，究竟是哪些人被感染、病患接觸到病原的可能地點，以及他們可能傳染給誰。蒐集這些資料很耗時，卻是疾病監測中的重要步驟，也是醫療系統需要足夠資金與人力的眾多理由之一。

　　診所和醫院是社區內傳染病的主要消息來源，但不是唯一來源。畢竟他們只能看到少部分現況。有些受感染者的病症沒有嚴重到需要去看醫生，尤其上醫院對他們來說既耗時又麻煩時，更不會主動就醫；有些人甚至不覺得自己生病了，那就更沒有理由去看醫生了。然而，有些疾病傳播的速度太快，拖到感染者出現在醫療院所時才採取因應行動，會是很大的賭注。因為等你注意到病例增加時，可能為時已晚，來不及防堵疫情大爆發了。

　　因此，除了回溯監測在診所和醫院的就診病患之外，最好也能前往潛在病患會出現的地點，透過已知症狀，找出可能感染者，這就是所謂的主動疾病監測。

　　在小兒麻痺症的防治工作中，人員會主動探訪民眾，就是很好的例子。他們巡視社區，不但為兒童接種疫苗，也會觀察有沒有兒童出現小兒麻痺症的症狀，例如不尋常的腿部肌肉無力，或原因不明的腿部麻痺。小兒麻痺症監測團隊往往可以負起雙重責任，在2014至2015年西非爆發伊波拉病毒流行期間，團隊成員就接受訓練，除了持續關注小兒麻痺症的可能病例，也學會觀察伊波拉病毒可能引發的症狀。

　　有些國家已發展出很聰明的方法，讓更多人可以留意到已知或新興疾病的危險症狀。近幾年來每當發生嚴重疫病爆發，在部落格或社交網站上也都可以看到相關訊息即時發布。網路資訊可能很主觀，訊息也十分雜亂，但衛生當局除了透過傳統指標了解實際情況以外，善用網路管道也經常可以蒐集到有用的觀點。

在日本，郵政員工要負責部分健康服務和疾病監測工作。在越南，學校教師已受過訓練，如果在一週內發現有數名學童因類似症狀缺席，就會上報到地方衛生單位；藥劑師也收到指示，當發現對治發燒、咳嗽或腹瀉的藥物突然大賣時，就要提出警示。[2]

另一個較新的監測方法，則是從居住環境之中尋找徵兆。有許多病原如小兒麻痺病毒、新冠病毒等等，都存在人類的糞便中，所以能夠從汙水系統偵測到。衛生人員可以從廢水場或是下水道採樣汙水，然後將樣本送到實驗室，檢查是否含有這些病毒。

汙水樣本要是呈現陽性，就要派人去探訪樣本來源的社區，找出受感染的民眾、加強疫苗接種，並且教育民眾應該注意哪些症狀。

汙水檢測一開始是為了監測小兒麻痺症，但有些國家也利用此方法來研究禁藥使用與新冠肺炎傳播的情況。研究顯示，這可以充當早期警示系統，讓政府在流行病出現臨床篩檢結果前，就先準備好因應病例暴增的情況。

出生與死亡統計事關重大

在最富裕國家裡，出生和死亡都有正式紀錄。但在許多中低收入的國家，情況卻非如此。

這些國家有很多是以數年一次的家庭普查來估算出生與死亡的人數，並沒有精確的資料，只有粗略範圍的可能數字。一個人的出生與死亡可能要好幾年之後才會出現在官方紀錄。根據WHO的報告，非洲只有44%的兒童出生時會登記在政府紀錄（歐美國家則超過90%）。在中低收入國家，政府只記錄了10%的死亡人口，其中也只有少數紀錄包含死亡原因。[3]那些沒有出生與死亡紀錄的社區，在那個國家的醫療體系中，基本上就是隱形的。

由於沒有出生與死亡紀錄，也難怪這些社區內的病例不會被察覺。截至2021年10月底，全球估計只有15%的新冠肺炎案例被偵測到。[4]歐洲的比率是37%，而非洲只有1%。[5]由於數據太不精準，加上好幾年才做一次人口調查，這些國家的統計數據無助於偵測或防疫。

在我剛開始參與全球衛生事務時，每年約有1,000萬名5歲以下的兒童死亡，他們大部分都居住在中低收入國家。這個死亡人數本身就已經很嚇人了，更糟糕的是，幾乎沒有人知道這些兒童的真正死因。在官方報告上，大部分的死因都只寫著

「腹瀉」，但會引起腹瀉的病原和病症有很多種。如果無法確定造成兒童死亡的主因，我們也就不知道該如何避免。

在蓋茲基金會和其他組織長期資助相關研究之後，發現了輪狀病毒可能是兒童死亡的主要肇因。[6]科學家因此研發出便宜的輪狀病毒疫苗，在過去十年，已成功避免至少20萬名兒童死亡，預計到2030年將拯救超過50萬條生命。

但儘管我們發現了輪狀病毒是禍首，兒童死亡的謎團卻仍未完全解開。那些兒童死亡率最高的地區，也正是疾病診斷等工具最貧乏的地區。這並非巧合，這些工具原本可用來釐清原因。很多死亡案例都發生在家裡，而不是在醫護人員可記錄病童症狀的醫院。科學家往往要進行數十個研究之後，才能了解為何嬰兒會在30天內死亡，哪些呼吸道疾病又是造成兒童死亡的主因。

監測系統如何在有限時間內大幅改善？

莫三比克是很好的範例，讓我們看到監測系統可以如何有效的改善。直到不久前，該國計算死亡人數的方法，還是透過每隔幾年才抽取一次的少數樣本來推算全國死亡率。然而，2018年起，該國開始建立所謂的「樣本註冊系統」，包括持續監測可代表國家整體狀況的地區，並將這些樣本數據匯入統計模式，藉此可以更精準估測全國狀態。如今，莫三比克政府已經可以從每月報告中了解死亡人數、死者年齡、死亡的原因和地點。

莫三比克也是愈來愈了解兒童死因的國家之一，因為他們加入由全球公衛機構網絡與其他組織組成的「兒童健康與死亡預防監測」（Child Health and Mortality Prevention Surveillance，簡稱CHAMPS）計畫。[7]CHAMPS的源起可追溯至將近二十年前，那時我剛開始參加全球公衛議題的會議。有次我聽到專家們在講述他們無法實際了解兒童死亡的原因。我記得自己當時不解的問道：「那屍檢報告怎麼說？」我後來才知道，屍體解剖在開發中國家有多難執行。完整的屍檢既昂貴又耗時，尤其許多家庭通常不會答應對病逝兒童做這種侵入性的屍體解剖。

2013年，我們資助了巴塞隆納全球健康機構（Barcelona Institute for Global Health）的研究，改善屍檢程序，用微創手術方式進行屍檢（或稱組織採檢），只從兒童的屍體上取出少量樣本進行檢驗。[8]當然有些人不願意讓陌生人用這種方式研究他們的寶寶，但還是有許多人同意了。

微創屍檢這個程序誠如其名，比起全套驗屍，更不具入侵性，但研究顯示能提供相似的結果。這個程序只用在少數案例，當初也不是為了防疫設計，而是為了釐清兒童死因，但從微創屍檢得到的資訊，仍能提供研究人員早期證據，偵測到兒

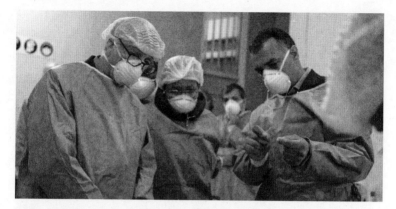

在索威多鎮觀察以微創手術進行屍檢的經驗讓我終生難忘。[9]

童正死於某種疫病爆發。

2016年我到南非旅行時,曾經觀摩過一次屍檢。我讀過這個程序如何運作,但心想若能親眼目睹,而不只是看備忘錄或簡報,就可以更深入了解。那真的是一次終生難忘的經驗。

2016年7月12日,約翰尼斯堡外的索威多鎮(Soweto)有個男嬰出生。他在三天後夭折。心碎不已的父母希望能讓其他家庭免於他們曾經歷的痛苦,於是同意讓醫生進行微創手術做組織採樣。他們也很好心地同意讓我旁觀(我並未見到他們,他們被徵詢意願時,我不在場)。

於是在索威多鎮的一個太平間裡,我看著醫生用一根細長的針,小心翼翼地從寶寶的肝臟和肺臟取出一小份樣本。醫生也採了少量血液樣本,小心存放起來,之後會檢測其中的病毒、細菌、寄生蟲和致病真菌，包括愛滋病毒、結核病和瘧疾。整個過程只花了幾分鐘。醫護團隊全程都以慎重的態度，小心對待寶寶的大體。

父母保有檢驗結果的隱私。我從未與他們會面，但我希望他們能夠知道自己的孩子發生了什麼事。他們參與CHAMPS計畫，也因此拯救了世界各地的其他兒童，避免悲劇重演，意義深遠，願他們也能從中得到些許安慰。

如今，CHAMPS網絡提供超過8,900案例的寶貴資料，這些資料協助研究人員更加了解兒童死亡案件。微創屍檢技術和莫三比克等國家進行的系統改造，都有助釐清死因。我們需要廣泛應用這些新興方法，了解問題所在，並拯救人命。

疫情大爆發時，便民快速的大量篩檢很關鍵

大部分人都無須每個月參與人口生死的戶口調查，或是和CHAMPS這類公衛網絡有任何關係。但無論是新冠肺炎或未來的疫情爆發，我們都希望能做社區採檢，找出有多少民眾屬於無症狀感染或未通報案例。醫療診斷領域有各式的新興技術，讓診斷程序更便宜也更簡單，因此也更容易在必要時擴大使用規模。讓我們來了解現狀和未來的展望，我描述的只是概括情況，因為要用哪一種檢測方法取決於目標病原，以及病原進入

人體的途徑等等因素。

自新冠肺炎疫情爆發以來，光是美國政府就已核准超過400種採樣用的檢測法與篩檢包。你也許在疫情初期就很熟悉PCR篩檢，這種篩檢大多需要用棉花棒直戳腦門採樣。如果感染新冠病毒，病毒會存留在你的鼻子和口水裡。實驗室技術員在分析時，會先將你的樣本與試劑混合，試劑成分能複製病毒的所有基因物質，這個步驟可以確保即使樣本的病毒很微量，也逃不過偵測（由於複製過程仿效自然界的DNA複製方式，所以才稱為聚合酶連鎖反應）。加上染劑之後，樣本裡如有病毒基因，染劑就會發光，沒發光表示沒有病毒。

只要取得新病原的基因組序列，設計PCR檢測就很容易。因為已經知道病原的基因長什麼模樣，就可以迅速製造出特殊物質、染劑和其他必需品。這也是為什麼新冠病毒基因組序列發表後，研究人員只花12天就建立PCR檢測法。[10]

除非樣本受到感染，否則PCR檢測不太容易出現偽陽性的結果。倘若PCR結果顯示陽性，幾乎就確定你受到感染；但有時還是會出現偽陰性，也就是檢測結果顯示你體內沒有病毒，但其實是有感染。這也是為什麼倘若你有出現症狀，但PCR篩檢結果呈陰性時，你可能會被要求重驗。或是你已受感染一段時間了，透過篩檢也可能偵測到仍殘留在你血液中或鼻子裡的病毒基因片段，以致PCR結果呈現陽性，但你已不具傳染力。

不過PCR檢測最主要的缺點，還是它需要在實驗室裡用特殊儀器操作，對世界上許多地方來說，是很難做到的。分析本身只需幾個小時，但若有工作積壓（這在疫情期間常發生），可能要好幾天、甚至好幾週，結果才會出爐。考慮到新冠肺炎很容易在人與人之間傳染，任何採樣後要等待超過48小時才能得到結果的篩檢，都於事無補。如果你具傳染力，在等待結果的期間，不僅病毒會隨著你的活動足跡四處傳播，而且你要是確診了，可能需要接受抗病毒或抗體藥物治療，這也得在感染後的幾天內馬上投藥。

另一個主要的篩檢類型不像PCR機器找的是病毒基因，而是找病毒表面上的特定蛋白質。這些蛋白質即所謂的抗原，因此稱為抗原篩檢。這種篩檢雖然較不精準，但也不會太離譜；它特別適合檢測你是否能傳染給別人，而且一個小時之內就可以知道結果（通常只需15分鐘）。

抗原篩檢還有個優點，就是能讓民眾自己在家裡做。如果你曾驗過孕（尿在一根棒子上後，等著加號或減號出現），就會知道這種已存在三十年的方法：側流式免疫測定法。我猜會取這個名字，是因為如果稱它為「讓液體流過表面的測定法」，未免太簡單了。許多抗原篩檢都是採用這個方法。

在疫情爆發期間，我們必須讓每個人都容易接受篩檢，並快速得到結果，因為染疫者可能在症狀出現之前就具有傳染

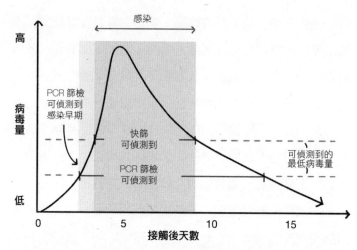

PCR 篩檢比快篩（抗原篩檢）能更早偵測到更少量的病毒，但也可能會在你已經不具傳染性以後，仍顯示陽性結果。

力。我說的「我們」最主要是指美國。其他國家，包括韓國、越南、澳洲和紐西蘭，在篩檢和得到結果的速度上早已超越美國，這對他們來說當然是件好事。

　　在理想情況下，未來每個人的篩檢結果，都會連線到有適當隱私安全防護的數位化資料系統裡，讓公共衛生官員可以知道轄內社區的情況。尤其重要的是，我們要能辨識出最具傳染力的感染者。研究顯示，有些新冠肺炎病患會將病毒傳染給很多人，但有些病患就連固定接觸者也不會被傳染。

　　不管哪種篩檢法，我們需要的是精確的診斷工具，而且世界各國的人都能取得這些工具，篩檢結果也可以很快得知並匯入公共衛生系統裡。讓我來告訴你在這個領域一些令人振奮的成果，當然我會以能夠同時造福貧窮國家和富裕國家的新興發明為主，這是我一直以來的偏好。

哪裡有快速、便宜、高準確度的檢測工具

我最感興趣的是英國LumiraDx推出的產品，他們正在研發可以檢測多重疾病的機器，這些機器操作簡單，用途不限於實驗室，還可以在藥局、學校和其他場所使用。就像抗原篩檢一樣，這種機器可快速得知結果，不同的是，其敏感度比起PCR檢測可說不分軒輊，價格卻只有十分之一。單一生產線每年可以生產數千萬台檢測儀器，若有新崛起的病原，只要稍微調整設備或甚至完全不用調整，就可以研發出對應的檢測法。

2021年，非營利組織非洲醫療用品平台（African Medical Supplies Platform）的一群合作夥伴提供5,000台LumiraDx機器給非洲各國。但這只能應付一小部分需求，希望有更多資助者可以挺身相助。

到目前為止，以精確度來說，PCR篩檢雖仍是黃金標準，但比其他方法更慢、更昂貴。不過，已有幾家公司正致力於改善這個情況。他們採取一種稱為超高通量處理的程序，基本上就是用機器人以指數增長的速度提升單位時間的PCR篩檢量，

大量減少了所需人力。

我所知道最快速的檢測儀器，是由道格拉斯科學儀器公司（Douglas Scientific）在十年前研發的Nexar系統，不過這個系統當初並不是為了診斷人類疾病而設計的，而是用來辨識能使植物更富有經濟價值的基因變異。這個儀器將數百個樣本和試劑放在一條長測試膠帶上（可想像成幻燈捲片），然後密封起來。接著將測試膠帶泡水，過兩個小時後，用另一台機器分析，快速掃描所有樣本，並注記哪幾個樣本呈陽性。

Nexar系統就跟LumiraDx一樣可以靈活調整，很快就能加入新的檢測項目，甚至針對同一個樣本，篩檢多種不同的病原。例如，你可以針對一個鼻腔拭子的樣本，同時檢測新冠病毒、流感病毒和RSV病毒（呼吸道融合病毒），而且價格比目前的篩檢法便宜很多。

Nexar系統很神奇，每天可以處理15萬個檢測，產能是現今最大型超高通量處理器的十倍以上。目前製造Nexar儀器的是LGC集團旗下的生物搜尋技術公司（Biosearch Technologies），他們正打算進行數個前瞻計畫，看看是否能用這種儀器分析來自不同地點的樣本，包括監獄、小學和國際機場等。[11]

其他公司也在嘗試不同方法，我希望他們能繼續競爭，研發出更便宜、快速和精準的篩檢工具。人類需要許多來自這個

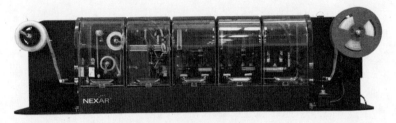

LGC 集團旗下生物搜尋技術公司製造的 Nexar™ 儀器。[12]

領域的新興科技。

　　簡言之，我們不僅需要快速設計、研發出可適用不同場合
（包括診所、住家和工作場所）的新篩檢工具，還要能夠用極
低的成本進行大量生產，讓每個篩檢工具也許只要不到1美元
就買得到。

與病毒競賽，西雅圖成為傳染病研究重鎮

　　西雅圖已成了傳染病的研究重鎮。華盛頓大學有優秀的全
球衛生學系，以及美國最好的醫學院之一；我在第一章曾提及
專門研究與評估健康指標的研究機構IHME就隸屬於華盛頓大
學。世界頂尖的福瑞德哈金森癌症研究中心（Fred Hutchinson
Cancer Research Center）雖然研究重點在於癌症，但也網羅了多
位頂尖傳染病專家（這個中心非常知名，當地人稱它為「福瑞
德哈金」，或直接叫「哈金」）。這裡還有著名的非營利組織

PATH，致力於醫療新興技術的推廣與應用，讓世界上最貧窮的人也能受惠。

有這麼多對於同一領域抱持熱情的聰明人，結集在同一個城市，當然有助於彼此腦力激盪。過去幾十年來，西雅圖的科學家已形成一個活躍的非正式網絡，彼此經常與組織內外的人交流構想。

2018年夏天，有一群基因體學家和流行病學家透過這個網絡得到了共識。儘管來自不同機構，包括福瑞德哈金森癌症研究中心、蓋茲基金會和疾病模式研究所（Institute for Disease Modeling，簡稱IDM）*，但他們都擔心同一個問題：呼吸道病毒大爆發。這些陸續爆發的疫情每年奪走數十萬人的性命，也是最可能造成大流行病的元兇。他們認為，這個領域的專家需要更加了解病毒是如何在社區內散播，然而防疫所需的工具和科學家的配置，保守地說，都非常有限。

舉例來說，科學家可以從醫院和診所取得病例數字，但這些統計數字只代表總數的一小部分。西雅圖的科學家們認為，必須知道更多，才能了解流感這類病毒如何在城市裡散播。尤其最重要的是，他們需要知道多少人真的生病了，而不只是多少人接受了篩檢。在疫情爆發的緊急情況下，市政府官員需要馬上知道已經染疫的主要族群，讓他們接受篩檢，並在短時間內通知他們結果。但過去並沒有系統化的方法可以做這些事。

於是在2018年6月，一些主動在推動各方對話的人來到我的辦公室與我會面，解釋他們看到的問題。他們提出一項名為「西雅圖流感研究」（Seattle Flu Study）的三年計畫，這個計畫是一個原型，如果成功，整座城市偵測和監控呼吸道病毒的方法都會被翻轉。他們問我是否願意資助。

他們計劃在那年秋天，流感季節正要開始爆發之時，針對西雅圖地區的志願者詢問一些關於自身健康的問題。受訪者若在過去七天內有出現兩項以上的呼吸道症狀，就會被要求提供樣本，研究人員再針對樣本進行不同呼吸道疾病的檢測（該計畫名稱雖為流感研究，但研究範圍不限流感，實際上檢測了26種不同病原）。

有些人在西雅圖塔科馬機場、華盛頓大學校園、收容所和城裡一些工作場合的採樣站提供樣本，但大部分樣本還是來自當地醫院，這些醫院可能基於其他理由蒐集病患的樣本。在醫學研究中，這是很常見的做法：當你在醫院接受檢驗，醫生會依據報告結果提供治療，但鼻腔拭子上的黏液可能留作他用。等到一些關於你個人的特定資料被移除後，研究人員就可以測試其他病原，以了解社區裡的情況。只是生個病，你就能對科學有所貢獻。

---

* IDM 如今已成為蓋茲基金會的一部分。

西雅圖流感研究的概念，是所有從醫院和公共場所蒐集到的樣本都會經過篩檢。只要有一個流感篩檢呈現陽性，此病例就會被標示在數位地圖上，這樣從地圖上幾乎就可即時看到已知流感病例的所在地區。接著，病毒樣本會再進入下一個步驟：科學家會研究病毒的基因碼，比對全球各地其他流感病毒的基因。

基因研究是西雅圖流感研究中最重要的部分，因為科學家可以從中了解不同病例之間的關聯，例如不同病毒株是如何進入城市？大學校園裡倘若爆發傳染病，會在社區中蔓延多廣？

基因資料對流行病學家的助益極大，因為基因的功能裡有個偶然的缺陷，每當病原自行複製（或像病毒那樣強迫宿主複製），它會複製一套基因碼或基因組。所有生物的基因組都由四種基本要件組成，簡寫成A、C、G、T。*你如果愛看電影，可能會記得烏瑪‧舒曼（Uma Thurman）和伊森‧霍克（Ethan Hawke）合演的一部科幻片《千鈞一髮》（GATTACA），故事是關於經基因改造強化的人類，英文片名就是以這些基本要件巧妙地排列組合。

基因組代代相傳，所以孩子才會長得貌似親生父母。人所以為人，病毒所以為病毒，石榴所以為石榴，都是因為基因的關係。新冠病毒的基因組有大約3萬個A、C、G、T，你我的基因組則有好幾十億個A、C、G、T。不過複雜的生物基因組

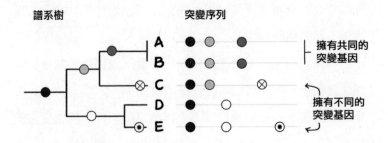

不一定就比較大，一般沙拉裡大部分材料的基因組都比人類的還大。[13]

　　基因複製的過程並非完美，總是會出現一些隨機的錯誤，新冠、流感和伊波拉這類病毒尤其如此。有時A會複製成C，諸如此類。這些突變大部分沒有影響，或是會讓複製的基因失去功能，但偶爾突變會讓複製體變得更容易在環境中生存。這就是新冠病毒變異株的演化過程。

　　所謂基因組定序就是找出某種生物基因字母的排列順序。若能為同一病毒的不同版本做基因組定序，研究其間的不同突變，科學家就能找出該變異株在病毒譜系樹上的位置。譜系樹最底層是最新一代的病毒，往上溯源則是其祖先，最上層則是第一個已知樣本。譜系樹分支處顯示重大演化事件，例如新變

＊　RNA 病毒有 U 而沒有 T，但這兩種物質的功能一樣，為了簡化我就用 T 表示。

異株的崛起，而譜系樹甚至可用來記錄曾出現在動物身上，後來傳給人類的相關病原。

這些譜系樹加上完善的篩檢系統，就可以提供相當寶貴的資訊，讓我們了解疾病如何在社區內傳播。

舉例來說，科學家透過南非完善的篩檢系統，加上愛滋病毒的基因分析，發現許多體內有愛滋病毒的年輕女性，是因為和年長男性有性行為而染病，這個資訊改變了該國愛滋病防治的方法。近來的基因定序研究顯示，2021 年在幾內亞爆發的伊波拉病毒，是從一名護士開始的，而令人吃驚的是，她在五年前就被感染了。科學家對於病毒竟能休眠這麼久十分震驚，而這個新資訊讓許多人重新思考防堵伊波拉病毒爆發的方法。

西雅圖的科學家們一再遇到一個問題，那就是這類分析需要特定的體系架構，而美國卻缺乏這個架構中很關鍵的部分。

想想看我們是如何處理流感的。大部分自覺得到流感的人不會去看醫生，只會囤積藥局買到的感冒藥，或是讓自己流汗把病毒逼出來。如果真的去就醫，醫生也只會憑症狀診斷，並不會做採檢。除非醫生所屬診所有參與流感通報計畫，否則病例並不會上報給衛生當局。

檢測量少會產生連漪效應：定序的流感病毒樣本太少了。此外，經過定序的樣本也缺乏病患相關資料：他們住在哪、年紀多大等等。你可以做 100 萬次病毒定序，但如果對提供樣本的人一無所知，根本無法釐清疾病源頭，或疾病如何從甲地擴散到乙地。

西雅圖流感研究就是要解決這個問題，不但要建立系統，篩檢大批志願者並定序大量病毒基因組，而且在保護當事人隱私的前提下，定序資料會連結到提供樣本者的資訊。該計畫會製作接近即時的市內流感地圖，這將顛覆既有的偵測與防堵疾病爆發工作。

西雅圖流感研究計畫，翻轉偵測和監控病毒的方法

我認為西雅圖流感研究計畫是個極有抱負且獨特的想法，也可能改善我多年前在TED演講中大聲疾呼的一些問題。於是我同意透過布洛特曼巴提研究所（Brotman Baty Institute）提供資助，這是由福瑞德哈金森癌症研究中心、華盛頓大學和西雅圖兒童醫院共同組成的研究合作組織。

西雅圖流感研究團隊迅速著手打造計畫的架構，他們設立一套系統，可研發並改善新的診斷檢測，處理、分享結果，並做品質審查以確保所有過程都處理得當。他們在第二年又新增一個選項，讓參與者自行在家採樣，然後將樣本寄回。多虧了這個新方法，西雅圖流感研究成為全球首創一手包辦全套流程的醫學研究：志願者可以在網路上訂篩檢包，寄送到家、自行

採樣，寄回實驗室，然後收到結果。這是一項前瞻研究，團隊成員以此為榮，但我們沒有人意識到這一切在日後會變得多麼重要。

2018和2019年，西雅圖流感研究篩檢了超過11,000個流感病例，定序了超過2,300個流感病毒基因組，這是當時全世界所有流感基因組定序的六分之一。從結果可以得知，西雅圖的流感並不是單一病毒株爆發，而是一連串不同流感病毒株重疊爆發的結果。

到了2020年初，短短幾週內，一切都改觀了。幾乎一夜之間，流感不再是我們最需要擔心的病毒。那些原本夜以繼日計劃、設計流感研究的科學家，把焦點轉向新冠病毒。

2020年2月，專門研究基因組的莉亞·斯塔里塔（Lea Starita）已針對新冠病毒研發出自創的PCR檢測，她的團隊開始用此檢驗數百個從流感研究蒐集來的樣本。短短兩天內找到一個確診案例，樣本是由當地診所送來的，病患因為流感症狀前往該診所就醫。

為這個確診樣本裡的病毒定序後，團隊中一名生物資訊學家崔弗·貝德福（Trevor Bedford）發現了令人不安的事實：病毒的基因與華盛頓州早先的另一個病例相仿。貝德福比較了兩個病毒基因組裡的突變，推斷出這兩株病毒密切相關。*這證明了許多科學家的懷疑，病毒已經在該州傳播一段時間了。

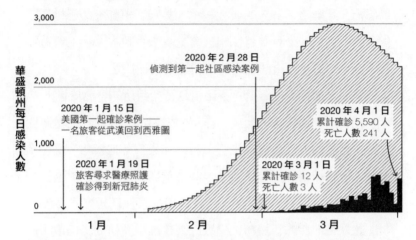

華盛頓州疫情剛開始時，確診和預估確診人數之間的差距：參與西雅圖流感研究的科學家發現，在 2020 年初的三個月裡，可能每天有上百人、甚至上千人受到感染卻不自知。由圖可知在這段期間，官方發布的新冠確診人數與預估確診人數之間的差距非常大。[14]（健康指標與評估研究所）

　　接下來該問的問題就是：從團隊定序這兩個案例的相關資訊，以及已知病毒傳播的時間看來，有多少人已被感染？一名疾病模式專家麥克・凡姆洛雷（Michael Famulare）估計後得出約 570 人。**

---

* 後來研究人員也定序了其他同期樣本，結果讓情況變得有點撲朔迷離。我們可能永遠無法確知第二病例的病毒是否源自第一個病例，但大家的共識是，研究人員根據當時能得到的資訊做了最好的推斷，當時病毒的確在四處蔓延。

** 更精確地說，凡姆洛雷的估計值是 570 人，而其 90% 的信賴區間是介於 80 人到 1,500 人。

當時華盛頓州西區只檢測出18個新冠肺炎的確診案例。從貝德福、凡姆洛雷等人的研究顯示，美國新冠肺炎的篩檢系統有多麼不合格。光是華盛頓州就有至少數百位民眾染上新冠肺炎卻毫不知情，而這個疾病傳播的速度又很快速。

然而，他們有個難處：不確定是否能將所知公諸於世。

在診所提供樣本的病患，並不知道自己的樣本被用做研究試驗。雖然檢測病患樣本是否有新冠肺炎等其他疾病，是標準程序，但將結果分享給任何人，甚至包括病患本身，更別提公衛官員，卻又是另一個問題。這樣做違反了流感研究的協議。

此外，他們的新冠肺炎篩檢已被核准用於研究，但還不能用於醫療目的，也就是說不能將結果告知病患。雖然研究團隊花了好幾週的時間與政府溝通，他們還是無法得到將檢測用於醫療的許可。美國沒有任何法條可批准CDC以外機構研發出的新冠肺炎篩檢。

情況陷入兩難。從一方面來說，揭露結果會違反他們身為研究者必須遵守的倫理規範，也違抗了政府訂下的規則。

但從另一方面來說，明知有人正攜帶引發大流行的病毒，研究團隊怎能扣著檢測結果不分享？公衛官員需要知道新冠肺炎正在州內流行，而且染疫人數幾乎可以確定比他們以為的多了好幾百例，團隊怎能不通報？

研究團隊中有一名成員以一個簡單的問題結束了爭論：

「一個理性的人會怎麼做？」被他這麼一問，答案似乎就很明顯。一個理性的人會為了保護個人和社區而公開結果。於是他們決定這麼做。

這個消息立即造成轟動。《紐約時報》這麼寫著：「基因定序顯示，新冠病毒可能已經在美國蔓延了數週。」[15]

雖然這個決定引發政府主管機關的指責，研究團隊也必須暫時停止檢測醫院樣本，但我始終認為他們做了正確的決定。華盛頓大學負責管理本計畫的審查委員會也做出同樣的結論，指出團隊採取的行動很負責任，也符合道德標準。州政府與聯邦政府單位也持續與他們合作，研究當地新冠肺炎的疫情。

2020年3月，流感研究團隊與西雅圖所在的金郡（King County）的公衛單位合作，建立了「西雅圖冠狀病毒評估網」（Seattle Coronavirus Assessment Network，簡稱SCAN）。他們在西雅圖流感研究中建立的前瞻系統，原本是為了蒐集和分析流感樣本，並將結果告知民眾，現在這個系統有了新的用途：盡量為更多人篩檢新冠、檢測結果製成確診地圖，並將這個全新病原的基因序列新增至全球資料庫裡。

當地的另一群研究人員也幫了SCAN一把，他們讓政府管理人員了解，用棉花棒在鼻子裡轉一下做出來的篩檢，其實跟拿棉花棒直戳腦門的篩檢效果一樣。這是很大的進步，因為這樣民眾就可以自行用棉花棒採樣，不像之前一定要由醫護人員操作。這樣的採樣方法比較不會不舒服，也移除了民眾接受篩檢的另一個障礙。原本的採檢方式難免會引起咳嗽，增加採檢人員接觸病毒的機會，世界各地還因此出現前所未有的長棉花棒短缺情況。*

在2020年3月到5月間，事情進展順利，是大流行期間預計該有的情況。SCAN團隊從志願者身上蒐集樣本，告知他們是否染上新冠肺炎，開始建立病例地圖，並確保確診樣本病毒經過定序分析。在這段時間裡，SCAN負責金郡高達四分之一的篩檢工作，他們建立的確診地圖也有助地方官員了解疾病最猖獗的地點。

但到了5月，聯邦政府突然勒令他們停止。研究團隊碰到另一個問題：不確定他們是否能篩檢民眾自行採樣（而非醫護人員採樣）的樣本。在這之前，對於誰能檢驗民眾自行採樣的樣本，聯邦政府的法規很不明確，等到終於釐清，對SCAN團隊卻很不利：他們需要聯邦政府核准，才能進行篩檢。團隊只好急忙尋找其他解決之道。

兩週後，食品藥物管理局（FDA）又改變政策。只要負責監督的審查委員會核准，研究人員可篩檢參與者自己採樣的樣本。SCAN取得該委員會的同意後，在6月10日重啟篩檢。

後來這一年裡，團隊共完成了幾項成就。他們處理了將近46,000個新冠肺炎篩檢，幾乎所有樣本都來自在家上網登記的民眾（而非公共場所裡的採樣站，這些採樣站後來大多關閉了）。他們分析了將近4,000個新冠病毒的基因組序列，這是華盛頓州當年定序量的一半以上，他們也提供建議給波士頓和舊金山灣區試著啟動相似研究的團隊。

我行文至此正值2021年底，SCAN團隊仍在運作，西雅圖流感研究仍持續蒐集流感和其他20幾種病原的資料。生物資訊學家貝德福因當初發現兩份新冠樣本的相似性並認為不能等閒視之，如今被公認為新冠肺炎研究的重大貢獻者。世界各國都使用他推論出的譜系樹，而他也成了受大眾信賴的科普知識傳播者，在推特等社交網站上用淺顯易懂的方式，向大眾解釋複雜的流行病學與基因組科學，追蹤者有好幾十萬。

公衛體系要健全，先進科技才能發揮實際優勢

無論是美國，或任何擁有類似這類篩檢與定序綜合系統的國家，都可以西雅圖團隊的經驗為基礎，投入更多計畫。從新冠疫情，我們學到一個教訓，在下一次疫病大爆發之前，我們

---

* 新方法通常要過很長時間才會被採納。我下筆之際，還是有親戚問我：「他們為什麼要拿棉花棒一路戳到腦門？我以為你說這個舊方法已經淘汰了？」原因是每當政府監管單位核准一種檢測，棉花棒也必須通過審核，就算同樣的棉花棒在其他檢測裡可以順利使用。

需要提前建立好應變系統，就像西雅圖流感研究和SCAN所做的努力，才能避免災難重演。政府需要與公共和私營部門的傳染病專家建立好協作關係。當從未見過的病原竄起，法規需要能快速核准篩檢。美國的世界級頂尖研究機構和附屬的私人診斷公司擁有優秀的才幹，也有能力提供協助，但他們應該要能馬上加入防疫行列，而無須經歷像SCAN團隊當初必須突破的重重障礙。

能做好這些準備的國家，下次重大疫情爆發時便能從容面對。南非為了防治愛滋病與結核病，投入了好幾十年的資源在篩檢與定序上，也難怪他們率先發現了至少兩個主要的新冠變異株。

有一些有關基因組序列儀器的新發明即將問世，也會帶來很大助益。舉例來說，由牛津大學師生創立的牛津奈米孔科技公司（Oxford Nanopore）研發出一種可攜式基因定序機，解除了有完備實驗室才能操作的限制。[16]這個儀器需要連接一台能上網、有強力處理器的電腦，但一些澳洲和斯里蘭卡的研究人員也在試著解決這個問題：他們寫了一個應用程式，可以讓定序機的資料在標準配置的智慧型手機上離線處理。在一次測試裡，他們用應用程式加上定序機的組合，分析了兩名病患樣本中的新冠病毒基因組，每個樣本只花了不到30分鐘。牛津奈米孔科技公司如今正與非洲的CDC和其他夥伴合作，希望能將類似的先進儀器推廣至非洲各地。

　　另一個教訓是，設立如SCAN或西雅圖流感研究等平台（提供檢測工具、架設民眾可報名參加的網站、分析收到的樣本等等）只是眾多挑戰中的一部分，篩檢結果能否確實反映社區的整體組成，又是另一回事。並非所有人都知道如何運用網站功能，語言有時也會變成一種障礙。當篩檢包供不應求，能待在家的民眾可以反覆上網查詢，他們就比那些必須出門上班的必要工作人員更具優勢。西雅圖一直難以縮小兩者間的差距，而任何人想完成類似任務，都應謹記西雅圖的經驗。公衛體系要健全，受社區所有民眾信任，才能盡情發揮先進科技的優勢。

疾病模式學家從幕後走到台前

　　如果要我列出超級重要、卻也超級困難的工作，我可能會把疾病模式學家（disease modeler）的工作放在接近首位。至少我在2020年前是這麼想的。新冠肺炎出現後，這群好幾十年來原本默默埋頭苦幹的專家，突然成為鎂光燈下人們注目的焦點。疾病模式學家致力於預測，而在疫病大流行期間，沒有什麼其他事是比疫情預測更令新聞記者有興趣的了。

　　我接觸疾病模式的經驗主要來自專門評估健康指標的研究

機構IHME與IDM的合作，後者也參與了西雅圖流感研究。但世界各地研究人員運作的疾病模式加總有數百個，不同模式可以解答不同種類的問題。以下為兩個例子。

第一例是2021年底南非流行病模式與分析中心（位於南非斯泰倫博斯）針對Omicron變異株所做的研究。當時研究人員已經辨認出Omicron病毒，但仍有許多重要問題仍待解答，包括：「其他新冠變異株感染者康復後，有多大機率再次感染Omicron？」南非團隊從追蹤全國傳染病例的資料庫中找到了答案：Omicron比早先其他變異株更容易讓人再度感染。該團隊的研究顯示，Omicron有別於一些已銷聲匿跡的變異株，它很可能在所到之處都會快速蔓延，實際情況也確實如此。

其他的疾病模式團隊則試圖解答不同的問題。例如倫敦衛生與熱帶醫學院（London School of Hygiene & Tropical Medicine）的團隊研究了口罩、社交距離和其他防堵傳染的方法，將這些措施的影響力量化。在2020年，他們的模式針對病毒在中低收入國家蔓延的情況做了最準確和即時的預測（事實上，他們的表現往往超越如今已隸屬蓋茲基金會的IDM，IDM團隊也直認不諱）。

想知道疾病模式學家在做什麼，不妨想像一下氣象預報。氣象學家有一些模式可以準確預測今晚或明晨會不會下雨（如果是西雅圖的冬天，答案多半是會下雨）。但他們的模式比較難精確預測十天後的天氣，也無法確知六個月或九個月後的情況。*預測疾病變異株有點像是這樣，雖然這種科學研究永遠不會十全十美，最後還是會比氣象預報更準確。**

　　疾病模式學家的工作，基本上就是分析所有可得資料，以達到兩個目的：一是確定過去事件為何發生；另一是有根據地推測未來可能怎麼發展。當初電腦模式很早就顯示，就算只有0.2%的人口感染新冠肺炎，醫院也會馬上被病患塞滿。

　　疾病模式對研究公共衛生的人也有很多好處，他們不得不把自己所做的假設和蒐集到的資料全都列出來，這樣一來就凸顯出自己知道什麼、不知道什麼，以及多有把握。他們也因此必須研究疾病的哪些特性和哪些因應措施，會在未來造成最大的影響：舉例來說，高危險人口優先接種疫苗有什麼好處？新變異株如果傳染力高了十倍，確診、住院和死亡病例會增加多少？如果有某個比例的人口戴口罩，又會多有幫助？

　　對我來說，從新冠疫情學到有關疾病模式的最重要一課，就是所有模式都需要好的資料，但好的資料很難取得。做了多少篩檢？多少呈陽性反應？IHME在取得資訊的過程遭遇了各種困難，美國有些州沒有將病例以地點或人口統計資料區分；

---

* 不過可以肯定的是全球溫度正在升高，我們若不採取行動將有嚴重後果。
** 疫情初期，IHME就被批評，他們的預報過於樂觀，沒有強調預測本身的不確定性。但他們接受指教，加以改善，傑出的科學組織一向如此。

有時候，通報系統會在連假時停擺，於是所有病例都在大家上工的第一天提報，疾病模式學家只能大約估計真實情況。

我也注意到，新聞在報導疾病模式學家的最新發現時，常會省略一些重要的細節與附加條件。2020年3月，倫敦帝國學院極受尊敬的流行病學家尼爾‧弗格森（Neil Ferguson）預測，在疫情期間，英國將會有超過50萬人死於新冠肺炎，而美國則會超過200萬人。這個預測經媒體報導後，引發軒然大波，因為幾乎沒有記者提到弗格森清楚表明的一個重點：他預測的情境是以民眾不做任何改變為前提，例如沒有人戴口罩或居家避疫等。但實際情況不會是這樣，他只是要說明事態有多嚴重，戴口罩等措施有多重要，不是要引起大家恐慌。[17]

下次當你聽到疾病模式學家所做的預測時，記得幾件事。第一，每個變異株都不盡相同，在可以蒐集到數週的資料前，我們很難預測個別變異株的嚴重性。第二，所有模式都有其限制，而你聽到的報導可能略過一些重要的前提，例如不確定性可能很高。還記得疾病模式專家凡姆洛雷估計華盛頓州有570個病例，這數字有90%的機率是介於80至1,500？任何報導若省略了機率範圍，就會遺漏非常重要的脈絡。

最後一點，建立疾病模式的人必須意識到別人會如何使用他們的研究成果，盡可能清楚表達，避免資料被誤解或誤用，而且須適度地有所保留，尤其當預測的是四週後的情況。

做好四件事，建立有效的疾病監測系統

總結本章內容，應該就能清楚知道要避免下一場大流行病，我們需要什麼樣的疾病監測系統了。

首先，思考一個健全的醫療體系需要哪些要素才能有效監測、通報和治療病例，然後投入資源在這些要素上。中低收入國家尤其需要，因為他們的醫療系統往往資金不足。醫生和流行病學家如果沒有必要的工具和訓練，或是他們的國家衛生單位沒有發揮效能，甚至不存在，那麼疫病爆發只會一個接著一個發生。所有國家的所有社區都應該要能在七天以內偵測到疫病爆發，並在隔天就通報並展開調查，然後在一週內採取有效的防疫措施。建立這樣的標準，醫療系統裡的每個人才能有明確目標，也才能評量防疫工作的進展。

第二，擴大對成人與兒童死因的研究工作。這項工作有雙重好處，不但可讓我們更了解疾病對身體健康的影響，還可觀察是否有潛在的新威脅。

第三，我們需要知道敵人的狀況。政府和資助者要支持能短時間篩檢大量人口的新技術，尤其是那些產能高、成本低，適合用在中低收入國家與人民的篩檢工具。新檢測法應該要能建立病患與結果之間的連結，在保護當事人隱私的情況下，讓資料可以通報到個別的診所和公共衛生單位。基因定序的工作

也需要大幅擴充。此外，我們要繼續研究病毒如何在動物身上演化，並了解哪些病毒可能傳給人類，畢竟在最近30次無預警的大爆發中，有四分之三都牽涉到人類以外的動物。重大疫病爆發時檢測可能會短缺，因此我們應該要有能顯示疾病流行程度的地圖和圖表，幫助我們了解優先順序，讓最可能被感染的人能接受篩檢。

最後，我們需要投入資源研究電腦模型。新冠疫情期間的分析非常有幫助，但還可以再加強。若能為疾病模式提供更多更精準的資訊，也能持續反饋，我們都會更有保障。

第四章

幫助民眾
在第一時間保護自己

你如果看起來像是反應過度，
你可能就做對了。

——美國白宮首席醫療顧問佛奇

現在遇到人時，我都不知道該怎麼打招呼才好。是碰拳、握手，還是笑著揮手就好？我想就看我和對方的交情，尤其遇到數月不見的親友，我有時還是會想要握手加擁抱。

新冠疫情讓社交互動變得有點麻煩，見面和道別的方式只是其一，還有更多的問題，像是接觸過確診者該怎麼辦？何時何處該戴口罩？如何正確洗手？私人聚會或活動的防疫規範有哪些？可以舉行大型的公共聚會嗎？大眾運輸該照常營運嗎？學校、辦公室和商家可以繼續正常運作嗎？

並非所有的防疫事項都是個人選擇，但也有許多事項是自己可以決定的。在疫情期間，我們的選擇似乎比過去更有限，但每一個決定的影響卻也更大。就算無法幫助科學家找到療法或製造疫苗，但你可以選擇戴口罩、生病時待在家，或是將大型宴會延後舉行。

可惜的是，有許多地方的人抗拒做出可保護自己和家人的選擇，尤其是美國。對於這些人的選擇，我無法苟同，但我也不認為將這些人扣上「反科學」的大帽子，就可解決問題。

尤拉・畢斯（Eula Biss）在著作《疫苗：兩種恐懼的拔河》（*On Immunity*）中，探討一些人對疫苗抱持遲疑態度的原因。[1]我認為，也可以用來解釋為什麼有些人對其他公共衛生措施心懷不滿。畢斯說，對科學不信任只是其中一個原因，還有其他引發恐懼和懷疑的因素，例如藥廠、大政府、社會精英、醫療

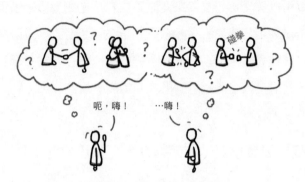

呃，嗨！　…嗨！

新冠時代的我們，多少都有點打招呼恐懼症。

系統和父權結構等，讓這種情況更加惡化。對一些人來說，就算有些隱形好處可能在未來出現，他們還是無法克服被人蒙在鼓裡的憂慮。這個問題在政治對立的情況下更加嚴重，而這也正是我們當下的寫照。

　　更慘的是，在新冠肺炎開始爆發時，我們沒有足夠的證據評估不同措施的利弊得失，要求商家暫停營業或學校停課等決定尤其困難。許多措施在1918年的流感大流行後，就不曾大規模實施了。採取這些措施伴隨的代價很容易預見，只要想一下就知道，確實能帶來什麼益處卻很難說，尤其我們面對的又是一個新病原。

　　其中一個問題是，上述這些被泛稱為「非藥物介入措施」（nonpharmaceutical interventions）的真實衝擊，難以量化評估。

大眾可以接受透過實驗來測試藥物和疫苗的效用，儘管藥物和疫苗試驗很昂貴費時（我會在後面的章節探討），但沒有人會以封城做實驗，要求一個城市裡的商家暫停營業、學校全面停課，就只是為了測試這些措施的防疫成效。

在疫情爆發早期，非藥物介入是最重要的工具

過去這兩年多來，新冠疫情迫使我們從真實世界中學習。我們從實測經驗中，充分了解到（至少對新冠肺炎來說）這些非藥物介入措施的成效。這種經驗是過去任何實驗都無法提供的。幾乎所有層級（城市、郡、州、省或聯邦）的政府官員，隨時都在參考數據，觀察哪些措施有效並做調整，而上千個學術研究也記錄了不同非藥物介入措施的影響。這些努力大幅提升了我們對這個領域的認知。透過觀察類似城市或國家實施的不同政策，研究人員得以釐清個別的非藥物介入帶來的影響，這是前所未有的機會。

這是好事，因為在疫情爆發早期，非藥物介入是最重要的工具。我們不需要花時間做實驗，就可以執行口罩令（只要口罩貨源充足）、決定何時取消大型公開活動，或設定餐廳的人數上限。只是仍需確認所實施的非藥物介入措施，適用於我們致力防堵的病原。

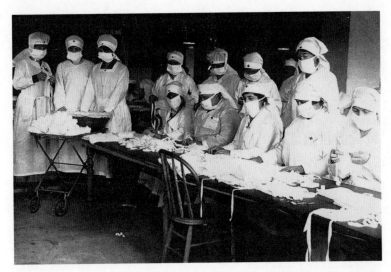

1918 年流感大流行期間，麻州波士頓紅十字會的志工用紗布製作口罩，預防流感病毒傳播。[2]

　　非藥物介入措施讓我們不用先找出所有受感染者，就可使確診曲線趨緩，病毒傳播速度變慢，免得醫院病患承載量超過負荷。當然若能及早發現與防堵疫病爆發，是有可能找出幾乎所有的被感染者，並篩檢有接觸史的人。但由於要找出無症狀帶原者極度困難，非藥物介入措施可以彌補這個缺口，防止無症狀帶原者或有症狀病患到處散播新冠病毒。

　　我並不是說非藥物介入是個輕鬆無痛的解決之道。有些措施如口罩令，對多數人確實沒什麼壞處（除眼鏡會起霧外），但禁止商家營業和要求民眾暫停大型公共集會，對大眾的影響就很大了，實行上要付出不小的代價。但基本上這些措施都可以立即執行，而且我們已經比過去更知道該怎麼做得更好了。

讓我們複習一下過去兩年多來學到的最重要觀點。

救災需超前部署，保守行事恐釀災

「你如果看起來像是反應過度，你可能就做對了。」這是美國白宮首席醫療顧問佛奇說過的話，我非常贊同。

實施非藥物介入措施的諷刺之處在於，它運作得愈好，施政者就愈容易受到批評。倘若一個城市很早就採用這些措施，而當地確診人數維持在少數，批評者就更容易指出這些措施是沒有必要的。

舉例來說，2020年3月，聖路易市的市政府與郡政府為了防堵病毒傳播，採取包括居家避疫在內的措施。這使得聖路易市一開始的疫情不像美國許多其他城市那樣嚴重，有批評者指出這些政策根本是反應過度。但研究顯示，當地政府要是再晚兩週實施相關措施，死亡人數會攀升至目前的七倍，變成美國境內疫情最嚴重的地區之一。

這不是聖路易市第一次一馬當先，幾乎一模一樣的情況也在一個世紀前發生過。1918年流感大流行期間，在首批流感案例出現過後不久，聖路易市就關閉了學校、禁止大型公共集

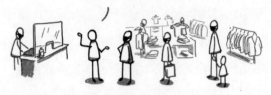

這些預防措施都是在浪費時間啊！
根本沒有人生病！

非藥物介入措施的諷刺之處

非藥物介入有效實施　　⟶　　案例變少　　⟶　　民眾覺得非藥物介入沒有必要

會、採取社交距離等措施。而費城則是過了許久才採取這些行動，在城裡出現第一個案例後的兩週內，民眾照常舉行大型公共集會，甚至包括一次全市大遊行。

　　結果費城的高峰死亡率是聖路易市的八倍。後來的研究顯示，美國各城市的疫情都呈現這樣的模式：及早採取多重防疫措施的城市，死亡率比那些延遲行動的城市少了一半。

　　如果比較的不是都市而是國家，還是會得到類似的結果。在第一波新冠肺炎發生時，丹麥和挪威很早就執行嚴格的封城措施（當時兩國染疫住院的人數都低於30人），而鄰國瑞典政府卻只建議而不強制執行，餐廳、酒吧和健身房照常營業，政府只鼓勵而不強制社交距離。

一項研究顯示，丹麥與挪威當初若效仿鄰國瑞典的做法，沒有執行嚴格的封城計畫，那麼丹麥在第一波疫情中的死亡人數會是現在的三倍多，挪威則是九倍多。[3]另一項研究則估計，包括美國在內的六個國家因實行非藥物介入措施，光是在2020年的頭幾個月就避免了將近5億起新冠肺炎感染案例。[4]

你不但該像佛奇說的那樣過度反應，實行非藥物介入措施之後，也不能太早鬆綁。當最有效的公共規範變得寬鬆（例如解除大型集會的限制），確診數目往往又會攀升（在其他因素不變的情況下）。

太早政策鬆綁，會出現一個問題：有太多民眾是專家所謂的對新冠「無自然免疫力」（immune naïve），也就是他們未被病毒感染過，沒有抗體會很容易受到感染。就像在治療細菌感染時，就算覺得身體好些了，還是要繼續服用抗生素，在某些情況下，我們也得繼續實施非藥物介入措施，直到研發出新的醫療工具可以預防感染，讓你即使生病了，也不至於重症住院，或是至少等到可以像韓國一樣，透過大量篩檢民眾和隔離確診或可疑案例，大幅減少病原傳播。

此外，不是所有反應過度（或看似反應過度）的措施成效都是一樣的。舉例來說，關閉邊界的確可以減緩新冠肺炎在一些地區的蔓延速度，但這是一把必須謹慎使用的利器。停止貿易和觀光可能會嚴重衝擊國家經濟，使得這些措施帶來的傷害

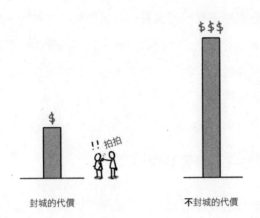

封城的代價　　　　　　　　　**不封城的代價**

大於疾病本身。尤其邊境管制往往上報後才執行，這會讓政府當局不願及早通報。舉例來說，Omicron變異株是由南非最先發現上報，許多國家因此對南非實施旅遊禁令，然而其他也傳出Omicron變異株的國家並未受到相同禁令。

　　封城在公共衛生上的益處很明確，但我們很難判斷低收入國家做這種犧牲是否值得。在這些國家，經濟停擺可能會引發饑荒、讓人民陷入赤貧，增加其他疾病的致死率。倘若你跟低收入國家裡的許多年輕人一樣需要整天在戶外工作，那麼新冠威脅對你來說，可能不會比沒食物餵飽家人更可怕。我會在本章節最後說明，在較富裕的國家其實也有類似情況：在這些國家中的低收入民眾，不但較難配合封城政策，也更容易感染新冠肺炎。

　　這麼說也許是後見之明，但我們知道至少在新冠疫情的高峰時期，許多地方當初如果沒有封城，可能會付出更慘痛的代價。禁止商家營業也許不利於經濟，但如果任由病毒蔓延，多奪走數百萬條性命，情況只會更糟糕。封城可以拯救人命，加速日後經濟復甦。

未來學校也許不需要長期停課

在新冠疫情蔓延期間，有個議題的爭議性不下於疫苗，亦即學校是否應該停課。

2020年3月至2021年6月間，[5]世界各國幾乎都曾因新冠疫情延燒關閉學校。2020年4月是疫情高峰，全球有幾乎95%的學校停課。到了隔年6月，只有10%的學校部分開放。

學校停課的理由充足。孩童在學校裡互動頻繁，原本就是普通感冒和流感的溫床，換成其他病原怎會不同？學校教職員的職務，並不包括要他們冒著喪命風險工作。但要求年長教師在新冠疫情期間親自教學，而且是在沒打疫苗的情況下，等於要他們冒著生命危險工作，尤其這個病毒讓年紀愈大的人感染後重症或死亡率愈高。這個病毒特色也是我們在分配疫苗和其他工具時一定要考慮的因素，之後我會再回到這個主題。

從另一方面來說，學校一旦停課，學生的學習就會落後，富裕學童與貧窮學童之間的成績差距只會變得更大。聯合國估計，新冠疫情剝奪了學童跟老師學習的時間，導致1億學童的基本技能已落後到最低限度以下，往後需要花好多年的時間才能讓他們跟上。[6]在美國境內，黑人和拉丁裔的三年級學童進度落後的程度，是白人和亞裔學童的兩倍。轉成線上教學後，白人學生的數學進度落後了一至三個月，有色人種的學童則落後了三至五個月。[7]

疫情也打破關於遠距教學的最大迷思，也就是以為遠距教學可以取代低年級學童的課堂經驗。我很支持線上學習，但也一直認為這是補充教學，無法取代幼童和老師實際相處的經驗（美國通常混用「遠距教學」和「線上學習」這兩個名詞，但在許多國家除了線上課程外，也會透過廣播、電視和電子書來教學）。

很少教師受過遠距教學的備課訓練，不過這點會隨時間改變，因為網路工具和課程內容會不斷進步。現在還是有很多人沒有網路可用。南亞地區有超過三分之一被迫在家的學童無法遠距學習，而許多有網路可用的學生覺得線上學習較難投入。簡言之，線上學習受到嚴苛的考驗。不過未來若能操作得當，我對線上教學的未來仍很樂觀，在後記中會更深入闡述。

學校停課引發的負面漣漪效應，遠不止於課業學習本身。孩子突然在上班時間待在家裡，讓家長照顧得焦頭爛額。不僅如此，美國和世界各國有好幾百萬名學童都仰賴學校提供免費或補助的餐點，孩子在學校也可以學習與同儕相處、運動，並得到心理輔導的支持。

很遺憾的，在疫情早期有些數據誤導了我們，這讓是否關閉學校的爭議變得更撲朔迷離。早期兒童確診案例較少，一項挪威的研究也發現學校發生的傳染案例較低，讓許多人（包括我）認為，孩童不像成人那麼容易被感染。我當初以為這是支持學校繼續開放的理由。

然而，實情卻非如此。美國直到2021年3月為止，孩童受感染的機率與18至49歲的成人相似，甚至比50歲以上的成人還高。[8]最初的看法應該是受到許多學校已經關閉的影響；孩童不是比較不容易被感染，而是較少機會被感染。就算真的被感染了，他們也比較不會出現症狀，或病情不會嚴重到讓父母覺得應該要做篩檢，這個問題可透過大規模篩檢改善。

即便如此，我認為整體來看，只要世界各國能在六個月內製造出足夠讓每個人接種的疫苗，我們就不需要長期關閉學校。一旦疫苗問世，教師應該要能優先施打（新冠疫苗剛推出時，許多教師都接種了）。若是像新冠肺炎這種對年長者威脅較大的疾病，可能需要將年輕教師和年長教師，或與老人同住的教師區隔開來（前面提過，50歲以下族群的風險低很多）。這麼一來，許多學校就能繼續讓學生到校上課，並採取多層防疫措施，包括戴口罩、社交距離，以及保持通風。一項研究顯示，德國校園恢復上課後，確診數並沒有增加，但美國重啟學校後，確診數則增加了。[9]該研究作者認為，這個結果顯示，德國為了減緩疫情採取的措施比美國更有效。

　　長期關閉學校不應該成為必要之惡，但我想加個但書：前提是下一次爆發的疫病與新冠肺炎雷同，很少孩童轉為重症。我們必須小心不要用打上一場仗的思維來打下一場仗，未來的病原如果與新冠病毒迥異，例如對兒童的影響更嚴重，我們就必須重新評估利弊，慎重考慮學校停課這個選項。我們必須保持彈性，並永遠根據數據做判斷。

　　另一方面，我認為封閉老人安養中心顯然是正確的選擇。這麼做可以拯救許多性命，因為病毒對老年人的致死率更高。雖然這樣說，但我明白禁止長照機構、養護中心探視，對那些關在自己房間的老人家和他們所愛的人，是多麼痛苦的事。我聽過許多令人心碎的故事，描述家人如何隔著緊閉窗戶，或在電話上與臨終的父母或祖父母告別。我的父親在2020年9月因阿茲海默症過世，但他最終的日子是在家裡被家人圍繞著，實屬幸運。

　　這些生離死別帶給人們的哀痛的確無法估量。我們不能用數字計算無法面對面告別的痛苦，但這個措施可以拯救許多生命，在必要情況下還是有採行的價值。

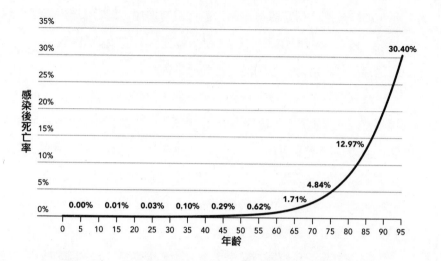

新冠肺炎對老年人危害更甚：這張圖表呈現 2020 年間，新冠肺炎確診者死亡的比例，值得注意的是死亡曲線在老年人之間直線攀升。[10]

防疫措施必須因地制宜

無論身處世界哪個角落，口罩都能提供同樣的保護。可惜許多其他的非藥物介入措施卻沒有這麼通用，這些措施的效用不但取決於實施的時間，也取決於實施的地點。

封城就是很好的例子。儘管證據清楚顯示，這個措施可以減少病毒傳播，而且規定嚴格比寬鬆更能減少傳染，但不是每個地方實施都一樣有效，因為並不是所有民眾都能配合待在一個地方。

這些差異其實是可以量化的。有一項設計巧妙的研究，就利用全美各地的匿名手機數據，估算不同地區的住戶居家避疫的遵守程度（你的手機會定期連上定位功能）。[11]

2020年1月至3月間，美國富人區的居民是流動率最高的，也就是說，富人大部分時間都沒有待在家，而收入最低的住戶則流動率最低。然而到了3月，全國各地開始封城，情況變得正好相反。富裕地區的居民變得較足不出戶，而貧窮區的居民則流動率最高，因為他們最不可能從事可以在家工作的職業，也較無法利用生鮮外送的服務。

人口密度也會導致類似的轉變。在封城以前，人口最密集的社區病毒傳播率最高。封城以後，這些地區的病毒傳播率最低，而人口較不稠密的地區，傳播率的降幅卻遠遠不及。這也很合理，因為那些地區的生活和工作環境原本就不擁擠，要民眾待在家，對病毒傳播率的影響本就有限。

科學家研究了不同國家，或特定國家內的不同區域，也得到其他結論。通報和處理個人接觸史的系統愈健全，接觸史追蹤的措施也會愈有效，不過確診數目如果太高，這些措施也更難執行。

社交距離和封城等措施，在富裕國家的執行效果比貧困國家好，而基於同樣的理由，在美國富裕地區執行的效果也比貧窮地區好。有些國家若實施封城反而會造成反效果，因為在城市工作的人得返鄉回家,而民眾遷移會散布疾病。有些地區疫情沒有太嚴重,也就沒有封城的必要。一些國家的民眾則對國家大事沒有發言權,政府可以強制執行封城和其他措施,那麼封城的效果也會比較好。

這一切代表的意義是,沒有任何一種非藥物介入措施組合可完美的適用於所有地區。防疫措施必須因地制宜。

流感幾乎銷聲匿跡

2020年秋天,流感季節將近時,我開始擔心,因為每年美國有上萬人、全球有數十萬人因流感死亡,[12]而且幾乎都是老年人。[*]有更多人因流感住院。在新冠肺炎正要壓垮或至少嚴厲考驗全球所有醫療系統之際,嚴重的流感季節很可能會釀成大禍。

但那年的流感並不嚴重。事實上,流感季節幾乎沒降臨。與2019年至2020年間相較,2020年至2021年的流感病例降了99%。直至2021年年底,稱為B型流感山形株(B/Yamagata)的特殊流感病毒從2020年4月起,就沒有在世界任何角落現蹤了。其他的呼吸道病毒,也大幅減少。

當然,當你讀到這本書時,情況可能已經改變。流感病毒有時會消失很長一段時間,然後又突然出現。不過,流感病例全面大幅減少的現象是錯不了的，不管這情況可以維持多久。我們知道其中原因：非藥物介入措施，加上先前的免疫，以及民眾施打的疫苗，這個組合大大減少流感傳播機會。

這是個好消息，不但表示我們在2020年至2021年間避開了一次流感和新冠組成的雙重疫情災難，也代表我們有理由相信未來如果爆發了嚴重流感，實施非藥物介入措施可以預防疫病大流行。雖然還是有可能出現傳染性極高的流感病毒，讓我們窮盡氣力後仍得靠最新疫苗防堵，但令人安心的是，愈來愈多證據顯示，非藥物介入措施可以有效防治現今已知的一般流感病毒。我們現在有很強的證據顯示，有一天，非藥物介入措施與疫苗的組合可以幫助我們滅絕所有流感病毒。

在有些國家，當你確診得到新冠肺炎，會接到電話詢問你接觸了哪些人，特別是在你開始覺得不適（假設有症狀）之前48小時接觸過的人。這個程序就是所謂的接觸者追蹤。

雖然在新冠疫情期間，世界各地的許多人都覺得接觸者追蹤是個新概念，但這個策略其實行之久遠。這是20世紀消滅天花的關鍵，也是21世紀防治伊波拉病毒感染、結核病和愛滋病的重點策略。

---

* 每年得到流感的人數和死亡人數的估計值差異很大。尤其死亡人數很可能都低估了，因為不是所有流感致死的案例都會通報至 CDC 這類傳染病中心，而且類似流感的症狀也不一定會記錄在死亡證明上。

有效追蹤接觸者，找出超級傳染者

在韓國和越南等篩檢和資料處理做得最好的國家，接觸者追蹤的成效最好。但這些國家所採行的一些措施在美國卻多半無法順利推廣。2014年，中東呼吸症候群（MERS）爆發後，韓國政府修改法令，從信用卡、手機和監視器取得資料，追蹤感染者的足跡，並辨識他們接觸過的人。這些資訊會公開在網路上，但後來地方政府揭露過多的民眾行蹤細節，當局不得不設下限制。根據《自然》期刊，有名男子「被誤以為和他的弟媳有婚外情，因為他們的足跡重疊，顯示他們曾在一家餐廳共用晚餐。」[13]

越南除進行詳細的面談追蹤外，也會把民眾在臉書和IG上的貼文，以及手機的定位數據當作輔助資料。2020年3月，在越南開始篩檢每一位來自英國的乘客以前，一架載著217名乘客與機組人員的飛機從倫敦抵達河內。四天後，一名患者出現症狀就醫被篩檢出確診新冠肺炎。越南官方追蹤到機上所有217名乘客，並篩檢出其中16名確診病患。機上每個人，以及他們接觸過的超過1,300人都接受隔離。[14]這班飛機相關的確診人數總計是32人，如果沒有一開始就追蹤到接觸者，讓所有乘客與機組人員自由行動，可能造成的感染就不只這個數字了。

看了前面描述，你可能會想，如果有人打電話來詢問你與確診者足跡重疊的事，你才不要接電話。不只你這麼想，在北卡羅萊納州的兩個郡裡，許多被指名的接觸者根本不回追蹤電話。也有三分之一至二分之一的確診者，在受訪時都宣稱他們在確診的前幾天沒接觸過任何人。[15]但接觸者追蹤往往是防堵疫情擴散的關鍵，因此衛生單位要設法取得民眾信任，才會有更多民眾願意誠實交代接觸史。

民眾不願回應追蹤史調查的原因之一，是怕接觸過的人得接受隔離，但幸運的是，我們並不需要每次都大規模隔離每一位接觸者。英國有些學校規定，學生如果接觸了確診者，就要在家自主管理十天；有些學校則讓學童每天接受篩檢，只要結果呈陰性就能上學。[16]結果顯示每日篩檢的防疫效果一樣好，也不用讓學生關在家而不能上學。

接觸者追蹤就算做得不如越南和韓國那麼密集，成效還是可以很好。一般來說，如果可以在只有少部分人口感染的時候就開始追蹤，而且可以找出國內的多數病例，接觸者追蹤的措施可以讓病毒傳染減少一半以上。[17]

美國某些州和有些國家的政府推出智慧手機應用程式，協助辨識可能的接觸史，但我很懷疑最後成效是否真的值得投注那麼多金錢或時間。這些應用程式的效用取決於安裝人數，只有接觸者雙方都有使用這些程式，才會出現接觸紀錄。我認為會使用這類應用程式的人，原本就會遵守封城的規範，而你若遵守規定，接觸過的人可能少到你能全數記得。對那些原本就在家避疫的人來說，收到「嘿，你有見到你哥哥」的訊息，幫助並不大。

在疫情期間，傳統接觸者追蹤的困難，在於不能有效利用資源，因為感染者傳播病毒的速度因人而異。如果你感染的是最初的新冠病毒株，傳染給別人的機率不會特別高（70％的人完全不會傳染給別人）。[18]但只要你確實會傳染給別人，被你傳染的人可能很多。感染早期新冠病毒株的人當中，有80％是被病例中10％的帶原者所感染，這個現象的原因不明（Omicron變異株的相關數字可能不同，[19]在我下筆時還沒有足夠數據可以幫助判斷）。

因此，若用傳統方式追蹤接觸者，你會花很多時間尋找那些根本不具傳染力的人。從流行病學的角度來說，你會陷入死胡同。你想找到的是那些主要傳染者，也就是那些最具傳染力的少數人。

有些國家了解這種限制，於是試著採取更新的措施追蹤接觸者。[20]他們不往前推算誰可能被感染了，而是反向追蹤，辨識病患開始覺得生病前十四天內的接觸史。這麼做的目的，是要找出是誰傳染給病患，以及傳染者可能將病毒又傳給了誰。

除非能實施普篩、快速得到結果，並擁有可以迅速聯絡民眾的系統，否則反向追蹤很難落實，尤其我們對抗的病原散布速度又很快，病患從受到感染到具傳染力之間的時間很短。但在可以採行反向追蹤的國家，這麼做的效果卻非常好。日本、澳洲等國家都用了這個方法，也證實可以有效找到大量傳播早期新冠變異株的個體。一項研究顯示，比起傳統方法，反向追蹤能預防二至三倍的傳染病例。[21]

我們對超級傳播者的認識貧乏到令人吃驚。生物學扮演的角色為何？是不是有些人比其他人更容易變成超級傳播者？行為模式一定也是其中一個要素。在一個小團體裡，超級傳播者似乎不比其他被感染的人容易散播病毒。但在擁擠的室內公共場所，例如酒吧和餐廳，你有更大機率會遇到一個以上的超級傳播者，他們也有機會傳染給很多人。超級傳播者是傳染病的一大謎題，需要更深入研究。

保持通風良好，比你想像的更重要

還記得疫情剛開始時關於勤洗手、避免摸臉的建議嗎？還有每次客人在信用卡帳單上簽名後，收銀員就趕緊用酒精把筆消毒乾淨？或是你覺得站得遠遠地跟人交談比較心安？

勤洗手、清潔筆、保持社交距離準沒錯，大體來說都是好的衛生習慣，也可以預防流感或普通感冒等病原。而且肥皂和消毒劑可以破壞新冠病毒的結構，使其不能再為害，這點無庸置疑。

但在歷經兩年多的疫情過後，科學家對這個病毒的傳播方式，比起2020年初已經有了更多了解。其中最重要的發現：新冠病毒可以在空中存活的時間和傳播的距離，遠超過2020年初大部分人的認知。

你可能聽過一些軼聞。澳洲雪梨有一名18歲男性在教堂的閣樓唱歌，結果將病毒傳染給坐在15公尺外的12個人。[22]中國廣州有一個人傳染給其他9個人，包括與他同桌的人，以及好幾公尺外別桌的客人。[23]在紐西蘭基督城，有一位住在防疫旅館的房客，在打開房門時接觸到病毒，只因為一分鐘前有感染者從門外經過。[24]

這些都不只是瞎猜而已。研究這些例子的科學家經過嚴格審視後，排除了病毒透過其他途徑傳播的可能。一群研究廣州案例的科學家，透過監視器畫面，算出服務生和客人在餐廳碰觸了同個桌面好幾千次；然而，這個數字還不足以解釋所有的傳染案例。紐西蘭的例子則有基因分析結果支持：科學家研究這兩個受感染者體內病毒的基因組，判斷出第二個病患幾乎肯定是被經過房門口的那個人傳染。

好消息是新冠病毒透過空氣傳播的特性還不是最糟糕的。新冠病毒可以在空氣中存留好幾秒鐘或好幾分鐘。然而，造成麻疹的病毒，可以在空氣中存留好幾個小時。

想了解病毒為何會透過空氣傳播，我們要先談談呼吸。

你在交談、大笑、咳嗽、唱歌或單純只是呼吸時，都會呼氣。我們往往認為自己呼出的是空氣，其實遠遠不止於此。你的呼氣中充滿了小水珠、黏液混合物、口水，以及呼吸道的其他分泌物。

這些水珠依大小分為兩大類：較大的水珠即飛沫，較小的稱為氣溶膠（不要跟空氣芳香劑和罐裝噴髮膠混為一談）。兩者的分界通常是5微米，也就是差不多一般細菌的大小。比這大的是飛沫，比這小的是氣溶膠。

比較大的飛沫通常比氣溶膠內含更多病毒，因此也是病毒傳播更好的途徑。但從另一方面來說，飛沫因為比較重，從口鼻出來後不到幾公尺就落到地面了。

飛沫降落的表面會變成我們所謂的病媒，病媒具傳染力的時間長度取決於幾個因素，包括病原種類、病原是透過噴嚏或咳嗽噴出來的（後者的病原覆滿你的黏液，所以更受保護）等等。研究顯示，即使新冠病毒可以存活好幾個小時，甚至好幾天，少有人會因為接觸到受汙染的表面被感染。事實上，就算有人正好摸到病媒，那個人被感染的機率也低於一萬分之一。[25]

自從發現新冠病毒主要透過空氣傳播後，大部分專家都以為病毒是靠飛沫傳染。那就表示只要距離帶原者幾公尺遠，或在帶原者出現幾秒鐘後經過同樣的空間，應該不會有事。但更進一步的研究顯示，氣溶膠也是重要的傳染途徑。氣溶膠可以攜帶大量病毒，而且因為比飛沫輕很多，所以飄得更遠，在空氣中也待得更久。至少有段時期，病毒演化成更依賴氣溶膠傳播，染上 Alpha 變異株的人呼出氣溶膠內的病毒量，是染上原始病毒株的 18 倍。[26]

氣溶膠的威力會被低估的部分原因，是它很微小，通常很快就會乾掉，讓病毒微粒失去活性。然而，一項電腦模擬的研究顯示，新冠病毒（尤其是 Delta 和 Omicron）所帶電荷會吸引來自肺部的物質，而這些物質會減緩氣溶膠乾燥的過程。[27] 我們需要更深入研究病原傳播的動態，在下一次疫病大流行時才能快速釐清病原是如何傳播的。

含有新冠病毒的氣溶膠可能會漂浮好幾公尺遠，端看室內溫度、氣流、溼度等條件而定。我們還不清楚有多少比例的確診病例是由氣溶膠傳染的，但可能超過一半。

這些代表什麼？氣流和通風也許很重要。你要盡量安裝優質的空氣過濾網，以移除氣溶膠，沒辦法的話，也有更簡單廉價的選擇：打開窗戶。一項在喬治亞州做的研究顯示，利用開門、開窗或風扇來稀釋空中微粒的學校，新冠肺炎的確診數比其他學校少了 30%。那些也安裝了空氣過濾網的學校，確診數少了 50%。

未來，如果又爆發疫情，勤洗手和擦拭物品表面可能是保持安全的首選。但若要投入時間和金錢預防新冠病毒，有清洗物品和改善通風這兩個選項，而且必須二選一時，你應該選擇改善通風。

社交距離很有效，但2公尺不是神奇數字

我看過數不清的告示，提醒我要跟別人保持2公尺的距離。我最喜歡的告示出現在我的網球俱樂部，看板上面很滑稽地解釋2公尺相當於28個網球的寬度。28個網球寬會比2公尺容易理解嗎？這世界上有誰滿腦子都是網球？你如果太靠近，他們會不會說：「喂，你和我只隔了19個網球，麻煩再退9個網球好嗎？」我猜如果真有這種人，也是在網球場上才能找到。我很常打網球，但也搞不清楚28個網球到底是多少距離。

無論是什麼場合，2公尺原則（或28個網球原則）其實不是什麼神奇數字。WHO和許多其他國家都建議保持1公尺的社交距離，有些國家則建議1.5至2公尺。

事實上沒有什麼清楚的界線，可區分你在這個特定距離內就容易被傳染新冠肺炎，在這距離之外就不會有事。不同情況下，染疫風險就不同，要看你接觸到的飛沫有多大、身處室內或戶外等等。2公尺的距離是比更短的距離更安全，但我們不知道究竟更安全多少。在下一次大流行病發生以前，科學家必

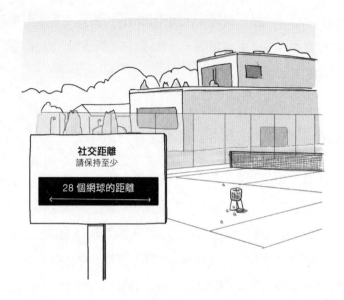

須深究這個問題，幫助我們了解通風和氣流的影響，讓我們能得到更清楚的答案。

以目前來說，2公尺還是很好的規定，除非情況不允許，例如在教室裡。對民眾來說，最重要的是提供清楚且容易了解的規範，如果公衛單位傳達的是：「保持距離，但確切距離視情況而定，可能是1公尺、2公尺，或更遠的距離。」這樣的訊息，就不太有幫助。

口罩便宜又有效，讓人大開眼界

我有點不願承認這點，畢竟我的世界觀是以發明的力量為核心。然而，實情確實如此：這一片縫上彈力帶的便宜材料，可以遏止特定呼吸道病毒的傳播，而我們可能永遠無法發明出比它更廉價、更有效的工具。

推廣大眾戴口罩防疫，這個概念很簡單，也行之久遠，可回溯至1910年，當時中國東北稱為滿洲的地區爆發類似肺炎的鼠疫，政府要求醫界先驅伍連德醫師帶領防疫工作。[28]這個疾病的致死率是百分之百，每一個被感染的人都喪命了，有些人在24小時之內身亡，而當時人們都認為疾病是透過老鼠身上的跳蚤傳播。

但伍連德認為，這種疫病是由空氣傳播，而非鼠類，因此堅持醫療人員、病患，甚至一般民眾都要用戴上口罩。後來研究發現，他只說對了一半，人類的確有可能被老鼠身上的跳蚤感染，但更危險的是讓鼠疫桿菌進入肺部，然後透過空氣傳染給其他人。這場鼠疫最後導致6萬人喪命，但大家公認伍連德的因應策略得宜，才讓疫情不致惡化。他被譽為國家英雄，也多虧他的帶領，口罩在中國各地變得很常見。大家用口罩預防疾病或空氣汙染的毒害，有時兩者皆是。就算沒有新冠疫情，現今口罩在中國仍是民眾日常生活的一部分。

就如中國專家一開始對1910年鼠疫的傳播方式有所誤解，西方醫界當初對新冠肺炎的傳播也判斷錯誤（中國CDC主任在2020年3月說：歐美國家犯的最大錯誤，就是沒有讓民眾及早戴口罩）。

對許多關注最新研究的人來說（至少在美國是如此），密蘇里州春田市（Springfield）一家理髮店裡兩名理髮師的故事，支持了戴口罩的做法。[29]

這兩名理髮師在2020年5月都出現症狀，也被確診新冠肺炎。紀錄顯示他們在那之前接觸了139位客人。但客人在剪頭髮的時候，每個人都戴了口罩，而且沒有任何客人出現症狀。

這表示兩位理髮師不會傳染病毒嗎？肯定不是。其中一理髮師在店外沒戴口罩接觸他人，結果有四個人出現症狀，也篩檢出陽性。這個結果回答了我們的問題，口罩就像鋒利的理髮剪刀一樣斬斷了病毒的傳播。

春田市事件顯示口罩的確有兩種用途：避免帶原者傳播疾病，以及保護沒受感染的人不被傳染。前者稱為源頭控制，好處是幾乎所有材質的口罩都有助源頭控制，至少以很多病毒來說是如此。[30]你咳嗽的時候，布製口罩和外科口罩都可以預防50％的微粒噴出，如果兩種都戴，則能阻絕超過85％的微粒。

倘若口罩戴得不夠緊的話，戴口罩的第二個目的，也就是保護自己不受感染，就較難達到。一項研究顯示，如果你戴的外科口罩很鬆，然後坐在沒戴口罩的新冠肺炎患者2公尺以外，你的口罩只能為你減少8％的暴露風險。戴雙重口罩則很有幫助，可以降低83％的暴露風險。

推動全民戴口罩（雙方都戴兩個口罩，或改善外科口罩的密合度）的真正好處是：暴露危險可以降低96％。這個只要花幾塊錢就能製造的防疫用具真是效果奇大。（順道一提，有些測試暴露風險的實驗非常有創意。一個研究團隊在假人的頭塞入內襯，[31]模擬人類頭骨的鼻腔，然後架到170公分高，約莫是全球男性的平均身高，並裝上煙霧器和幫浦。接著，測量在不同情境，包括不遮嘴巴，或用T恤做的口罩、摺疊的手帕或用裁縫過較為密合的口罩遮住嘴巴，假人咳嗽時，微粒會漂浮到多遠。另一研究團隊則設計兩個假人站在一起，讓兩者模擬咳嗽，然後測量從一個假人透過咳嗽傳給另一個假人的微粒數目。[32]）

戴雙重面罩效果之所以這麼好，是因為這會讓口罩在臉上貼得更密合。有些優質的N95口罩或KN95口罩（稱為呼吸防護具）本身的設計就能做到這點。*一項研究顯示，穿戴貼合的呼吸防護具效果比穿戴貼合的外科口罩高了75倍，而就連穿戴鬆垮的呼吸防護具，效果都比穿戴貼合的外科口罩高了2.5

---

* 其他國家類似的呼吸防護具則名為 FFP2、KF94 或 P2 口罩。

倍。[33]（如果你想知道的話，N95的95意指在測試的時候，口罩材質可以阻擋95％用力吹到臉上的微粒，吹氣的力道相當於一個人在用勁時吐氣的力道。N型口罩的彈性帶是繞到後腦勺，而KN型口罩的彈性帶則繞到耳後。）

　　疫情初期，醫院和診所的呼吸防護具開始短缺，當時我們必須把有限的庫存留給醫護人員使用，因為他們冒著自身安危治療病患。但在我下筆之際，也就是第一個確診案例出現後的兩年，口罩不再短缺，因此沒有理由不能讓美國境內的每個人都分到一些呼吸防護具（有些國家，例如德國，更要求民眾在公共場所戴著這類口罩）。當新冠病毒演化成更具傳染力的變異株，口罩問題變得更重要。鐵鍊再強韌，也強不過其中最脆弱的環節，要靠口罩防堵大爆發，唯有足夠多的人戴口罩才辦得到。

　　遺憾的是，美國人對戴口罩的抗拒幾乎和口罩本身一樣由來已久。1918年的流感疫情就發生在伍連德的重大發現過後幾年，當時美國有幾個城市都實施了口罩令。舊金山民眾如果在公共場所沒戴口罩，可能會被罰款甚至入獄。舊金山市到處爆發抗議遊行。1918年10月，一名後來被戲稱「口罩懶人」的男子在衛生稽查員堅持要他戴口罩後，用一只裝滿銀幣的袋子毆打稽查員，稽查員於是掏出手槍對他開槍。[*]

　　很遺憾地，在過去一個世紀以來，美國人沒有變得更接受

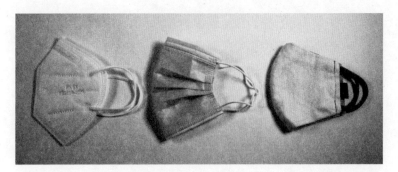

KN95 口罩（左）等呼吸防護具最能保護你和周遭的人，尤其可以預防傳染性很高的病毒。外科口罩（中）和布口罩（右）防護效果也很好，如果每個人都願意戴著的話。[34]

口罩。2020年，針對戴口罩的抗議聲浪未減，有時也演變為暴力衝突，不下於1918年的情況。[35]

　　誠如中國的CDC所說，漠視口罩的價值是疫情期間人們犯的最大錯誤。如果每個人一開始都戴口罩，而且全球的口罩足夠滿足需求，我們原可大幅減少新冠病毒擴散。一名公衛專家在一次晚餐會上告訴我：「如果每個人都願意戴口罩，你的《如何避免下一場大流行病》會是薄薄的一本書。」

　　戴口罩的好處在世界各國都獲得證實。疫情初期，日本認真執行戴口罩的規定，並採用反向接觸者追蹤的措施，到了

---

* 這兩人後來都倖存下來。根據《紐約時報》報導，「口罩懶人」被依擾亂治安、妨礙公務和傷害等罪名起訴。衛生稽查員則被控以致命武器攻擊的罪名。

2021年底，日本的超額死亡數超乎尋常地低，每百萬人中只有70人（美國當時的超額死亡數是每百萬人中有3,200人）。

　　研究人員在孟加拉共和國以600個村落裡將近35萬名成人為對象，研究官方宣導戴口罩造成的影響。[36]調查對象分為兩組，第一組人不僅拿到了口罩（有的是布做的，有的是外科口罩），還得到關於戴口罩有多重要的資訊，除了人員當面提醒，也有來自宗教與政治領袖的鼓勵。第二組人則沒有得到上述任何資源。兩個月後，第一組戴口罩的人有42％，而第二組卻只有13％；第一組的人被傳染新冠病毒的比例也較低，即使五個月之後，他們戴口罩的比例還是較高。

　　儘管牽涉的因素很複雜，但最要牢記的是，戴口罩有效。布口罩和外科口罩都有很好的防疫效果，如果每個人都戴，效果更好。在環境風險更大、病毒傳播力更強的情況下，能戴呼吸防護具更好。無論如何，口罩和呼吸防護具價格低廉，也比目前任何疫苗或藥物都有效。

　　社會大眾對戴口罩的觀感是否會因新冠疫情而改變，這點值得觀察。2020年3月，我親自出席一場會議時，身體不太舒服。當時CDC還沒建議民眾戴口罩，我就沒有佩戴。幸好後來我知道自己得到的是流感，不是新冠肺炎，但我有點後悔自己明明出現了呼吸道症狀，卻沒採取任何措施以減少傳染給別人的機率。如今，我知道得更多了，遇到同樣情況，我會透過線上參與會議，或是戴上口罩。

　　但是否會有更多人採取這種做法？很難說。我猜大部分美國人最後還是會回到老樣子，不戴口罩參加會議或大型運動賽事。因此，我們應該努力宣導大眾，若出現呼吸道症狀就要戴好口罩，而一有疫情要發生的徵兆，也要透過公共警示系統迅速採取防疫措施。這樣就能阻止疫病爆發惡化成全球大流行。

第五章

迅速找到新的治療法

這次抗病毒之戰，我們創造了疫苗奇蹟，

但疫苗誠可貴，還需找到解藥才能終結疫情。

在疫情初期，關於新冠肺炎的謠言和錯誤資訊似乎比疾病本身傳播得更快。2020年2月，在宣布新冠肺炎演變成為大流行病的一個月前，WHO就已忙著破除各種有關具療效物質或預防疾病的謠言。WHO祕書長說：「我們對抗的不只是疫病，也是訊息流行病。」[1] WHO網站還貼出闢謠專欄，而且時時更新，以破除假消息。

光是2020年上半年，醫師們就必須針對以下這些聲稱可治癒新冠肺炎的物質，一一澄清闢謠：[2]

- 黑胡椒。
- 抗生素（新冠肺炎是病毒引起的，使用抗生素無法對抗病毒）。
- 維他命與礦物質補充劑。
- 羥氯奎寧。
- 伏特加酒。
- 黃花蒿。

這些祕方沒有任何一個是對新冠肺炎有效的，但我可以理解為何有些人會相信。這其中有些是真正的介入藥物，例如：羥氯奎寧可用來治療瘧疾、狼瘡和其他疾病；伊維菌素是治療人類或其他動物身上各種寄生病的標準用藥。當然只因為某種藥物可以治療某種疾病，不代表就能用來治療新冠肺炎，但也不是不能理解為何有人寄予希望。

　　我甚至可以理解為何有些人會被這些傳說中的療方吸引。這些療法不是現代醫藥，比較像是民間祕方，當一種駭人聽聞的新疾病正席捲全球，而手機訊息幾乎每天甚至每小時都在更新剛發生的可怕事件，我們難免會四處尋求最即時的幫助。尤其經科學驗證的療法尚未問世，無法及時滿足需求，而這時有人提出的另類療法又剛好就放在你家浴室櫃子裡或廚房水槽下的話，很難不被吸引。

　　人們對簡單的祕方抱著錯誤期待，並不是什麼新鮮事。當人類意識到自己生命的大限時，可能就會開始想盡辦法與之對抗。然而，現今錯誤的醫療訊息比過去更危險，因為消息傳播得更快、更遠，誤信謠言的人可能會承受嚴重的後果。

　　我不知道該如何徹底解決這個問題。但我確信只要科學家能及早找到確實有效的療法，而且世界各國的民眾都能取得的話，那麼人們就會把希望寄託在正規療法上，那些錯誤訊息自然就會減少。

　　在新冠疫情初期，我原本以為情況會朝此方向發展。我很有信心疫苗遲早會問世，但預期解藥療方會更早被發明出來。我不是唯一這麼想的人，我認識的公衛界人士大多是抱持這個想法。

　　然而，事與願違。安全有效的新冠疫苗在一年內問世，我會在下一章談到這個歷史創舉,而可以讓許多人不必住院治療的方法,卻遲遲沒有進展,這真的令人意外。

尋找有潛力的療法,須小心藥是兩面刃

並不是沒有人在嘗試,醫師們幾乎從疫情最初期就開始在不遵照藥品仿單的情況下,開立羥氯奎寧的處方,也就是將藥物用於核准用途之外。由於早期的報告顯示,羥氯奎寧可有效治療新冠肺炎,於是美國食品藥物管理局便以緊急使用授權的方式暫時核准。

早期認為羥氯奎寧有效的證據源於實驗室,研究人員取非洲綠猴的腎細胞觀察其效用。因為病毒在這些細胞內複製速度很快,因此腎細胞常用來篩選可能的抗病毒藥物。事實上,這個方法的確讓科學家找到一些有潛力的治療方法,例如抗病毒藥瑞德西韋(Remdesivir)。

早期研究顯示,羥氯奎寧可以阻隔一條新冠病毒進入猴子細胞的路徑,因此也可能在人類身上產生作用。科學家透過數百個臨床研究試著複製這個好結果,但在6月初,英國一項可信賴的隨機樣本研究顯示,這個藥物對住院的新冠患者並沒有任何助益。[3]十天後,食品藥物管理局收回緊急使用授權,而WHO也取消針對羥氯奎寧所做的臨床試驗。

　　問題在於病毒進入人類細胞的路徑，有別於羥氯奎寧阻擋病毒進入猴子細胞的路徑，因此發生在動物上的好結果，無法應用在人類身上。以新冠肺炎的治療來說，這個藥物已經是條死胡同了。但羥氯奎寧引發的熱潮卻讓這種藥物短缺，使得許多真正需要用它來治療狼瘡和其他慢性病的患者，竟無法取得藥物。[4]

　　2020年夏天，地塞米松（Dexamethasone）成為新冠肺炎重症的主要治療藥物，可以讓住院病患的死亡率減低將近三分之一。[5]地塞米松是一種從1950年代就開始使用的類固醇，治療新冠肺炎的方式其實有點違反直覺：它會抑制免疫系統的防禦反應。

　　為何會想要抑制免疫系統？因為新冠肺炎一旦過了感染初期，最危險的其實不是病毒，而是免疫系統對病毒的反應。

　　大部分人的免疫系統可以在感染後的五、六天內，減少體內的病毒量。但之後免疫系統會變得過度活躍，引發激烈的發炎反應，稱為「細胞激素風暴」，也就是各種訊號蜂擁而起，促使血管滲出大量體液，進入各個重要器官（新冠肺炎造成的這種滲漏特別會傷害肺部）。這種血管內體液流失的現象也會造成低血壓的危險，進而引發器官衰竭和死亡。當身體對病毒入侵過度反應，人就會生病。

　　地塞米松大獲成功，有療效、容易運送，又比其他藥物便宜，而且在許多開發中國家都容易取得（事實上在新冠疫情爆發之前，WHO就已經將其視為孕婦的基本用藥）。地塞米松顯示療效後的一個月內，非洲醫療用品平台（也就是將LumiraDx篩檢儀器分送非洲各國的團體）取得了100萬人所需的藥錠，提供給非洲聯盟國家。[6]聯合國兒童基金會也預購可治療450萬名病患的藥錠。英國研究人員估計，截至2021年3月，地塞米松在全球已拯救至少100萬條性命。[7]

然而，這個藥方有個缺點，主要問題是如果太早對患者投藥的話，會在免疫系統應當全力阻止病毒複製的當頭，抑制免疫系統。如此一來，你會更容易出現併發症，或染上其他趁虛而入的病原。印度發生第二波新冠疫情時，就爆發出一種稱為毛黴菌病（亦稱黑黴菌病）的可怕致死疾病，有些人的肺部早先就已感染了這種黴菌，病患身體原本可自己壓制，但當他們的免疫系統受到抑制，這些黴菌便開始作亂，因而引發疾病。大部分國家幾乎沒有人帶有這種黴菌，因此這個問題主要發生在印度。

從血漿療法到單株抗體的研發

研究人員想從現有藥物找出其他可治療新冠肺炎的解藥，於是試了數十種可能的藥方。

　　舉例來說，我們可以用不同方法從已復原的病患血液中取得抗體，並直接用來治療正在生病的患者，也就是大家熟知的「恢復期血漿」療法，很可惜血漿療方的效果不足，實際上也無法大量用來治療新冠病患。

　　而在猴子細胞顯現潛力的抗病毒藥瑞德西韋，原本是為了治療C型肝炎和呼吸道融合病毒而研發的，早期研究顯示，這種藥物無法幫助已經住院的病患，投藥方式也較困難，病患需要接受五天的注射療程，因此不值得量產。但後來的研究顯示，瑞德西韋很明顯有助於治療病情尚未嚴重到需要住院的病患，這說明有些藥品若可以在對的時間用在對的人身上，仍能適時發揮效用。[8]即便如此，瑞德西韋仍需要在患者發病早期以靜脈注射治療三天，因此我們勢必得找到其他用藥方式，例如吸入法或製成藥錠。

　　儘管恢復期血漿療法沒能成為對抗新冠的療法，我還是希望能成功運用另一種抗體療法，也就是所謂的單株抗體（簡稱mAbs）。這個療法的療效還不錯，當時的研發成果也顯示，至少可以在2020年11月得到緊急使用授權（就在第一支疫苗問世的一個月前）。

　　不同於一般抗病毒藥物的用途，單株抗體不會預防病毒占領健康細胞，或在病毒已經占領細胞時預防病毒複製，單株抗體其實就跟免疫系統製造用來消滅病毒的抗體一樣（抗體是一種結構上帶有變異區的蛋白質，可以辨識並抓住病毒表面的獨特結構）。要製作單株抗體，科學家要不是從人的血液中分離出強效抗體，就是以軟體模式設計出可以抓住病毒的抗體。接著，再將抗體複製數十億次。因為是從單一抗體複製而來，所以稱為單株抗體。

你如果染上新冠病毒，然後適時接受單株抗體治療（而且抗體也適用於你體內的病毒變異株），你病重入院的風險就會降低至少70％。[9]在新冠疫情早期，我對單株抗體寄予厚望，蓋茲基金會甚至資助高達300萬劑，計畫提供給貧窮國家的高危險病患。

然而，我們很快就發現無法靠單株抗體消滅新冠疫情：在非洲特別盛行的Beta病毒變異株變化太大，結果我們資助的抗體根本抓不住，無法提供足夠療效。我們原本可以重新研發另一種單株抗體，有效因應新的病毒變異株，但這些抗體的製程要花三至四個月，很難跟上新冠病毒的演化速度。

未來，也許會有更好的方式可以製造單株抗體，縮短製程的前置時間，讓我們可以更快用更便宜的價格取得。同時我們研發的單株抗體，應該要能抓住病毒比較不容易變化的片段。在我下筆之際，一種從SARS病患體內取出分離後改造的單株抗體索托維（Sotrovimab），已可用來治療目前已知所有的新冠變異株。這讓我們有理由保持樂觀，相信科學家將創造出可以作用在不同病毒變異株的廣效抗體。

　　就在富裕國家試著推出單株抗體治療時，其他問題也浮現了。新冠肺炎的抗體製作昂貴，必須在有能力為病患注射的醫療單位使用，而且只能幫助剛確診的病患。在開發中國家，缺乏醫療設備是最大的困難。正因為有這些問題，我們雖然仍持續支持用於其他疾病的單株抗體研究，但決定不再為新冠肺炎投資在單株抗體治療上。

　　我們開始把更多的心力放在研發抗病毒藥物，尤其是口服、無需注射的藥物。

新冠解藥，口服抗病毒藥物問世

　　當初一發現新冠病毒時，許多研究人員就開始尋找終極解藥，也就是價格便宜、容易施用、可有效治療不同變異株、能防止病患病情惡化的抗病毒藥物。2021年底，這些努力終於有了成果，雖然來得不夠早，但還來得及扭轉局勢。

　　美國默克（Merck，又稱默沙東、MSD）和合作夥伴研發出抗病毒的口服膠囊莫努匹拉韋（Molnupiravir），可以大幅降低高危險族群入院或死亡的風險。事實上，這種藥物效果好到臨床試驗提早結束（這在試驗裡是常見做法，有時繼續試驗若違反倫理，就會提早結束。例如證據若充分顯示藥物很成功，那麼沒有分配到該藥物的參與者顯然是在接受次等治療。又或者藥物並不成功,那麼分配到藥物的參與者反而是在接受次等治療)。

不久後,輝瑞公司推出第二種新冠口服藥物帕斯洛韋(Paxlovid)也因為藥效極佳,提前結束臨床試驗。高風險病患若一有症狀就服用,並佐以一種可延長藥效的藥物,病情惡化為重症或死亡的機率就可減少將近90%。[10]

這些消息在2021年底宣布,當時全球人口有很大的比例都已接種至少一劑疫苗。但這並不代表藥物不重要,無論我們面對的是新冠肺炎或其他疾病,不能誤認為疫苗是整齣戲裡的大明星,而治療藥物只是開場,可以很快跳過。

疫苗誠可貴,解藥更關鍵

我們來想想時程表。在下一次疫病流行時,就算世界各國可以在100天內研發出防治新病原的疫苗,要讓大部分人口都能接種仍需很長一段時間,尤其有些疫苗需要施打兩劑,才能提供完整持久的保護。病原如果傳染力特別高,又極為致命,可能會有超過數萬人因為沒有解藥而喪命。

端看病原為何,我們可能也需治療病原造成的長期傷害。舉例來說,有些人感染新冠肺炎的幾個月後,症狀依舊嚴重,包括呼吸困難、疲累、頭痛、焦慮、抑鬱，以及所謂「腦霧」的認知障礙。新冠肺炎並不是第一種會造成這類長期影響的疾病；有些科學家認為其他病毒感染、創傷或待在加護病房的經驗，也可能引發類似症狀。不過，研究人員的確發現，就算是新冠肺炎輕症也可能在好幾週後造成發炎反應，而且影響的不只是肺部，神經系統和血管也可能受到影響。我們需要更了解這種所謂新冠長期症狀（長新冠），才能幫助目前的病患，而且如果下一次爆發的疫病引發類似的長期症狀，我們也需要知道如何提供治療。

　　就算有了疫苗，我們仍需好的治療。誠如我們在新冠疫情中觀察到的，並非每個可以打疫苗的人都會選擇接種疫苗，而且有些接種過疫苗的人還是會遭突破性感染。倘若出現疫苗無法預防的突變株，在調整出對應的疫苗前，我們還是希望手邊能有一些可用的療法。除了實施非藥物介入措施外，有效治療可以降低醫院的負荷，避免院內病患過多，造成醫療排擠效應，使得一些原本能存活的患者喪命。

　　有些治療的效果奇佳，當好的治療方法可讓重症與死亡病例降低，政府就能放鬆對學校與商家的管制，減少教育與經濟受到的衝擊。

　　不妨想像一下，結合疫苗、準確篩檢、有效治療、即時物資配送，新科學與新作為可以改變多少人的生命與生計？任何人只要出現疑似新冠肺炎（或其他會造成流行的疫病）的早期症狀，不管身在世界哪個角落，都能走進藥局或診所接受篩檢，若結果呈陽性，就能當場把抗病毒藥物拿回家服用。若發生補給短缺狀況，則讓高危險族群優先得到幫助。

我想強調的重點是：當疫情爆發，能有效治療非常重要。雖然我們很幸運，科學家能這麼快就研發出新冠疫苗，若非如此，想想疫病大流行的頭兩年，有效療法的研究進度這麼緩慢，新冠肺炎造成的死亡人數恐怕更嚴重。

要了解如何避免重蹈新冠疫情的覆轍，我們需要先了解治療藥物的概況：有哪些治療方法、如何從實驗室推上市、為何在疫情早期進展緩慢，創新的方法與技術又能如何幫助我們因應未來的疫情。

疫情爆發時，小分子藥更具優勢

我們往往覺得藥物神祕而複雜，但最基本的藥物其實非常單純，就是一組組的碳、氫、氧和其他元素，只要用高中化學就能描述。就像水的分子式是 H_2O，鹽是 $NaCl$，阿斯匹靈是 $C_9H_8O_4$，泰諾感冒藥是 $C_8H_9NO_2$。這些分子質量很小，屬於所謂小分子藥物。

小分子藥物具有一些優勢，尤其在疫情爆發的時候特別有吸引力。小分子藥的化學結構直截了當,因此容易製造,也由於其大小與化學性質,這些藥物不容易被消化系統破壞,所以能以藥錠的形式服用(這也是為什麼你從來沒聽過有人注射阿斯匹靈)。大部分的小分子藥物都可以在室溫下保存,而且保存期限很長。

反觀大分子藥物在各方面都複雜得多。舉例來說,單株抗體的大小是阿斯匹靈分子的10萬倍以上。大分子藥物經口服後會被消化系統破壞,因此必須用注射或靜脈點滴施打。這表示病患需要在醫療人員和儀器協助下,才能確保施用得當,而受疫病感染的病患若上醫院接受治療,也需要被隔離,才不會把病毒傳染給醫療院所的其他人。大分子藥物的製程也更加複雜(需要用活細胞製造),且需要花更多時間才能量產,因此價格更加昂貴。

總之,疫情一旦大爆發,在其他條件都一樣的情況下,你會寧可用小分子藥物治療,而非大分子藥物。但我們不一定能找到可以有效治療特定病原(或有效且不引發嚴重副作用)的小分子藥物,因此在因應大流行病時,我們要為同時研發小分子藥物與大分子藥物做好準備。未來十年,我們可以研究當偵測到可能爆發的疫病時,該如何縮短研發藥物所需的程序,以及如何降低製造成本。

我們也需要為病患備妥藥物以外的救命工具,幫助他們延續生命，恢復健康。氧氣就是一個重要的例子：根據WHO，2021年初有15％的新冠病患病情嚴重，需要補充氧氣。[11]

在所有的醫療系統裡，氧氣都是很重要的一部分，肺炎、早產和其他情況都需要氧氣，在新冠疫情期間，即使是富裕國家都曾出現氧氣短缺，中低收入國家的情況就更嚴峻了。一項調查顯示開發中國家只有15％的醫療機構有氧氣設備，而且這些設備裡只有半數可以運作。每年有數十萬人因為無法得到醫療用氧氣而死亡，這還是疫情發生前的數據。[12]

血氧機是救命工具

世界銀行的衛生專家貝爾納・歐拉尤（Bernard Olayo）嘗試改善氧氣設備不足的現況。他在2000年代中期從醫學院畢業後，在家鄉肯亞的鄉下醫院工作，那裡有許多需要氧氣的肺炎病童。但是氧氣永遠不夠。有時醫院得讓好幾個病患共用一個氧氣筒。在氧氣不敷所需的情況下，歐拉尤和同事必須決定誰能使用、誰不能使用，這是十分令人心痛的決定。因為這往往表示一名病童可以存活，另一名則會喪命。

歐拉尤決定找出原因，了解為什麼像氧氣這種基本用品，在肯亞會如此難以取得。他發現其中一個問題是，肯亞境內只有一家氧氣供應商，因為沒有競爭對手，供應商可以隨意哄抬價格（當時肯亞醫療氧氣的價格約是美國的13倍）。此外，許多肯亞的醫療機構距最近的氧氣站有數百公里遠，這造成兩個問題：運送增加了成本，而路況不佳也延長了運送時間。新的補給往往延遲送達，有時甚至始終沒有送達。

2014年，歐拉尤創立了名為Hewatele（史瓦希利語中「充足空氣」的意思）的組織，試著找出不同方案。在當地和國際出資者的資助下，Hewatele在肯亞境內好幾家最忙碌的醫院裡架設了氧氣站，這些地方的需求大，也有穩定電力可以製造氧氣。Hewatele創立了「牛奶商模式」：氧氣筒會定期送達偏鄉的醫院和診所，空的氧氣筒則會送回補充。Hewatele透過這個新方法將肯亞的氧氣市價降到原本的50％，供應了35,000名病患所需的氧氣。在我下筆之際，這個組織正在擴充規模至肯亞其他地方和非洲其他國家。[13]

除了氧氣以外，有些重症病患也需要插管，並使用呼吸器。在最糟情況下，有些病患的肺部可能毀損太嚴重，再也無法讓血液充氧，就需要儀器協助。許多低收入國家在新冠疫情之前就已經很難取得醫療氧氣了，可以施行氧氣治療的醫療專家與儀器也同樣缺乏。新冠疫情讓這個問題更加惡化。

這本書不斷重申的一個論點是，我們不需在預防大流行病和全面改善人類健康之間做選擇，這兩者相互為用。Hewatele就是個經典例子。

如果能像Hewatele組織那樣，為各地的醫療系統備足氧氣和其他醫療工具，更多的醫護人員就能得到足夠設備，因應肺炎或早產等日常問題。等到危機發生時（例如足以演變為大流行的疫病爆發），他們就能應用這些設備和專業拯救人命，預防疫病癱瘓整個醫療系統。兩者相輔相成。

治療疾病在人類史上不是什麼新鮮事。古代人就已經會用樹根、藥草和其他天然材料當作治病療方。大約九千年前，棲居現今巴基斯坦的石器時代牙醫就已經會用燧石在病患的牙齒上鑽洞。[14]大約五千年前，古埃及醫生兼科學家印和闐（Imhotep）已經分類出200種疾病。[15]而超過兩千年前，希臘醫生希波克拉底（Hippocrates）開出一種從柳樹皮中提煉出來的阿斯匹靈藥方。

然而，直到最近兩個世紀，人類才開始懂得在實驗室裡合成藥物，而不是從天然材料中萃取。人類最早合成出來的藥物在1830年代問世，當時幾位科學家與醫師分別製造出氯仿，這是一種強效麻醉劑與鎮定劑，用處很多，維多利亞女王就是靠此熬過生產的痛苦。

有時候，藥物發明是一些先驅科學家刻意努力的結果，有時則是純屬意外。[16]例如在1886年，有兩名斯特拉斯堡大學（University of Strasbourg）的年輕化學系學生，意外解決了一個他們原本沒注意到的問題。當時，他們的指導教授在研究是否能用一種稱為萘的物質（煉焦的副產物）治療人體腸道寄生蟲。他們施用萘之後，得到意外的結果：萘沒有驅除寄生蟲，但讓病患退燒了。他們深入了解後才發現，藥劑師不小心拿錯了，他們用的根本不是萘，而是當時一種毫不受重視、稱為乙醯苯胺的藥物。

乙醯苯胺很快便成為市面上解熱和止痛的藥物，但醫生也發現一個糟糕的副作用：病患皮膚會變成藍色。進一步研究後，他們發現可以用乙醯苯胺做出另一種物質，具同樣療效，但又不會產生讓皮膚變色的副作用，這個物質就是乙醯胺酚，是現今泰諾、諾比舒冒、益斯得寧等十幾種你的醫藥櫃裡可能就有的藥品的活性成分。

新療法藉擾亂生命週期，讓病毒無法突變

即便是現代，藥物研發仍仰賴好的科學，再加上一點運氣。可惜在疫病爆發要轉為大流行的當頭，我們沒有時間只靠運氣。我們必須盡快研發、測試治療藥物，而且要比這次對抗新冠病毒的表現更加迅速。

假設我們正面對這樣的處境：有個新病毒眼看就要蔓延全世界，得找出抗病毒藥方，這時科學家會如何著手研發？

第一步是要得到病毒基因碼的圖譜，然後利用這份資訊，

找出病毒生命週期中有哪些蛋白質最重要。這些重要的蛋白質就是所謂的標靶，尋找解藥，基本上就是要篩選出可以阻止標靶正常作用的物質，藉此打敗病毒。

在1980年代以前，試圖找出解藥的研究人員對要尋找的標靶只有很粗淺的認識，只能靠有限的知識盡最大努力猜測，然後進行實驗測試對錯；大部分時候都沒有猜對，於是繼續進行下一個分子測試。然而，過去四十年來，一個稱為「結構導向研究」（structure-guided discovery）的領域已有很大進展，讓科學家得到更多、更好的工具，可以尋找正確的解藥。

結構導向研究不是在實驗室裡測試可能有效的化合物，而是挑選涉及病毒運作和成長的部分結構，以電腦程式製作立體模型，然後設計出可攻擊這些標靶的分子。將尋找化合物的工作從實驗改以結構導向研究的方式進行，就好像不用棋盤而用電腦下棋，棋賽還是照比，但不是實體操作。電腦處理器和人工智慧的進步，讓結構導向研究的技術愈來愈精密成熟。

輝瑞在2021年底宣布推出的抗病毒藥帕斯洛韋，就是這樣研發出來的。先前科學家已發現新冠病毒會劫持人體細胞的部位，幫它自我複製（這些部位是一段段的胺基酸序列，胺基酸是蛋白質的基礎單位）。利用這些資訊，科學家設計出很像臥底警察騙罪犯上當的分子，分子會模仿新冠病毒想要劫持的胺基酸的主要片段，但缺少序列中的關鍵部分，藉此擾亂病毒的生命週期。

　　病毒生命週期裡，有好幾個階段可以被破壞。愛滋病毒的解藥是抗病毒藥的最大宗，我們已有可攻擊愛滋病毒不同生命階段的不同藥物，並取三者合併為一種療法，讓病毒無法突變，防堵病毒作亂。

高通量篩檢，讓數年工作在數週內完成

　　科學家雖然已經可以在電腦上快速進行虛擬實驗，但是有時還是得實際操作，因為必須在實驗室裡將病毒蛋白與化合物混合，觀察反應。然而，這個步驟也將因科技不斷進步而徹底改觀了。

　　在所謂高通量篩檢（high-throughput screening）的程序中，機器同時執行數百個實驗，將化合物和蛋白質用各種方式混合，並測量反應。多虧了高通量篩檢，科技公司可以在幾週內測試數百萬種化合物，這個步驟如果由人類來做，通常要花好幾年才能完成。許多大製藥公司蒐集了好幾百萬種化合物，如果把這些收藏比喻為圖書館，高通量篩檢就好比是用快速而有條理的方式，在每一本書裡搜尋想要的關鍵字。

　　就算無法找到吻合的化合物，也就是沒有現有的化合物可提供有效治療，這也是有用的資訊。科學家愈早發現沒有現有

的化合物可利用，就能愈早開始製造新的化合物。

　　無論用什麼方法，一旦找出有潛力的化合物，科學團隊就會開始分析，決定是否值得繼續研發。答案若是肯定的，另一組團隊（醫藥化學家）會開始找出化學物作用的最佳條件，過程有點像在捏氣球，會對化合物加以調整，使其威力更大，但後來也可能發現效力愈強，毒性也愈高。

　　一旦在這個探索階段中找到候選藥物，接下來一、兩年的時間就是試驗前期，科學家會研究這個候選藥物在有效的劑量下是否安全，以及是否真能在動物體內誘發預期中的反應。找到對的動物實驗並不如想像中那麼簡單，因為動物對藥物的反應不一定與人類相同。研究人員間流傳著這種說法：「老鼠騙人，猴子誇大，矇眼貂很狡猾。」

　　臨床前期倘若一切進行順利，我們就會進入風險最大、也最昂貴的程序：臨床試驗（或人體試驗）。

從臨床試驗到取得許可證，如何加速新藥研發

　　1747 年 5 月，詹姆斯・林德（James Lind）醫生在英國皇家海軍的「薩利斯布里號」（Salisbury）船艦上擔任外科醫師，他被船上罹患壞血病的水手人數嚇壞了。患者會出現肌肉無力、極度疲累、皮膚出血等症狀，最後導致死亡。當時沒有人知道

壞血病是什麼引起的,林德想找出療方,於是決定用不同方式治療並比較療效。[17]

他在船上挑選了12名症狀類似的病患,讓他們都吃一樣的食物,早餐吃加糖的稀粥,晚餐吃羊肉湯或大麥加葡萄乾,但接受不同的治療方法:兩名病患每天喝一公升的蘋果酒、兩名喝醋,其他人也以兩人一組,分別服用海水(真可憐)、橘子和檸檬、醫院外科醫生調配的藥物、以硫酸和酒精調和的所謂酏劑等。

結果柑橘治療法勝出。兩名接受這種治療的患者中,一名在治療六天後就回到工作崗位,另一名則恢復狀況良好,還可以開始照顧其他病患。林德是第一個找到可治癒壞血症證據的人,將近五十年後英國海軍才將柑橘類水果,列入水手必要飲食。他執行的實驗,也被視為現代的第一次對照臨床試驗。*

林德實驗過後的數十年裡,臨床試驗的方法日新月異:1799年開始使用安慰劑、1943年開始引入雙盲試驗(醫病雙方都不知道誰得到真正的治療)、1947年制定了對待受試者的國際倫理規範(有鑑於第二次世界大戰期間納粹進行的駭人實驗)。

---

* 如今,我們都知道壞血病是缺乏維他命 C 造成的。林德第一次試驗的日期是 5 月 20 日,這天也被定為國際臨床試驗日。

20世紀期間，美國經過一連串修法和法院裁定，逐漸建立起如今的試驗與品質保證制度。要針對新的病原研發出可能的治療，都要經過這個程序。讓我們來逐一探討每個階段通常是如何運作的。

第一期試驗。監管單位（在美國是食品藥物管理局）核准人體臨床試驗後，就可以開始以數十名健康成人志願者為對象，進行小型試驗，目的是測試藥物是否會造成任何副作用，並找出足以得到預期效果、又不至於讓病患不舒服的合適劑量（有些癌症藥物只會在已經罹病的志願者身上測試，因為毒性太強，健康的人不宜服用）。

第二期試驗。如果一切進行順利，你知道藥物很安全，就可以繼續進行更大型的試驗，讓數百名符合目標族群條件的志願者（生病且其他條件也符合的人）接受治療，證明藥物會發揮你期待的功效。在理想情況下，到了第二期試驗的尾聲，你已經可以確定藥物有效，也知道適當的劑量，因為下個階段成本高昂，所以你要有把握成功，再繼續做下去。

第三期試驗。如果到目前為止一切進行順利，就要進行更大型的試驗，包括數百、有時甚至數千名志願病患，半數人服用你的候選藥物，另外半數接受標準治療，若無現有標準治療，就給安慰劑。這比疫苗第三期試驗的規模還小很多，我會在下一章解釋。在這個階段的試驗中，受試者罹患了你要治療

的疾病，因此你會更快看到藥物是否有效（如果已經有其他藥
物上市，就會需要更多志願者參與，因為你得證明你的產品至
少跟競爭對手的藥品一樣有效）。

第三期試驗的另一個挑戰，是必須有足夠的志願者參與，
才能確保你的候選藥物對每一個可能服用的人都安全有效。你
需要找到病患（這個階段顯然沒必要讓沒生病的人服用有潛力
的療方），但誠如我們在第三章討論到的，要找出生病的人已
經很難了，還要找到志願嘗試新藥的病患就更難了。更何況年
紀、種族或整體健康等各種因素也都可能影響藥物對個人的療
效，因此你勢必要研究不同族群的人對藥物有什麼反應。有
時，要徵求多個不同族群的病患加入臨床試驗，比實際進行試
驗本身更耗時。

取得監管單位核准。結束第三期試驗之後，如果確信藥物
安全有效，就可以向監管單位申請核准。申請書通常有數十萬
頁的內容，而在美國，食品藥物管理局可能要花上一年的時間
審核，如果對該藥物有顧慮，審查時間甚至更長。監管單位也
會視察製藥工廠，審核你貼在藥罐上的標籤，以及包裝裡的說
明書。

即使你得到許可證，可能也會需要針對特定族群再做另
一階段的試驗，監管單位也會繼續檢查生產線，確認你製造的
藥品劑量安全、成分不含雜質，而且有效。等更多民眾服藥以

後，要注意是否有出現副作用（有些特別罕見的副作用只有在很多人服用以後才會顯現），同時你也要隨時注意觀察病原是否開始產生抗藥性。

緊急情況下，如何簡化、縮短新藥測試程序

然而，這些程序並不適用在疫情發生時。遇到像新冠肺炎這種的緊急情況，這些程序需要加速進行。在候選藥物通過第一期試驗以前，美國政府和其他出資者就已經投入資金準備第三期試驗了，這個階段需要很多志願者，所以也最昂貴。由於情況緊急，科學家也會暫緩研究藥物非關鍵的部分，但仍會針對藥物的安全性做基本評估。這就好比確認車子可以帶你抵達目的，不會半路爆炸，但不確定車子能多省油，或輪胎是否能在雪地行駛。

在新冠藥物試驗早期，各國對於試驗的計畫書標準和要蒐集什麼資料仍沒有共識。好幾個設計不良的臨床試驗都測試了相同產品，卻無法得到結論，因為往往等到某地的試驗計畫書擬定、核准了，當地確診案例卻也已經降到讓試驗不再能有效進行。因此浪費了很多時間精力。我們必須事先為試驗制定標準化程序，確保試驗本身設計得宜、能在不同地點進行，並且能盡快提供確切結果。少數進行得宜的試驗包括在英國的「康

復試驗」（RECOVERY trial），這個試驗測試包括地塞米松等數種藥物：臨床試驗在六週內就開始，且包含來自185個地點的4萬名受試者。[18]

「康復試驗」是新計畫「新冠肺炎治療加速器」（COVID-19 Therapeutics Accelerator）的一部分，這個計畫旨在加速開發新冠肺炎的治療，也確保數百萬藥劑能送達中低收入國家。*加速器計畫協調各個藥物試驗，也協助開發新的診斷工具，以便找出資格符合的試驗受試者。到了2021年底，贊助者已挹注3.5億美元的資金。

有些新點子可能會挑戰監管單位的容忍極限。其中一例，是你一旦確診，就會馬上收到簡訊，讓你有機會志願參加臨床試驗。這些試驗正需要像你這樣條件的人，只要點選「我要參加」的選項，流程就開始。一旦被選中，就能接受治療（可能是還在研發中的療法，或現有的最佳療法），而且你也在幫助加速臨床試驗的進行。

另一個我希望能實現的新方法，就是把藥物許可申請的文件以標準格式放在雲端硬碟上，讓全球的監管單位都能審查，而不用複本。此外，尤其針對美國，若能將病患的醫療紀錄轉為標準格式會有很多好處，包括讓研究人員更容易為藥物試驗

---

* 這個計畫是由惠康基金會、萬事達卡和蓋茲基金會共同起始的。

找到可能的志願者。

　　還有更多方法可以簡化、縮短測試新藥的程序，包括一種稱為「人體挑戰研究」的爭議性做法。這種試驗已在研發瘧疾藥物時使用過：志願者同意讓自己感染瘧疾原蟲，以便研究人員測試新藥、抗體和疫苗的效果。這種做法符合倫理，因為受試者是健康成人，而且他們一旦出現病症，就會接受有效的抗瘧疾藥物治療。這種人體挑戰研究大幅加快研發瘧疾藥物與疫苗的速度，因為你不需要等到有人自然染病，就可以開始研究新產品是否有效。

　　針對新冠肺炎這種病毒感染，我們也可以做類似試驗。年輕人罹病的健康風險很低，我們又能在症狀出現時馬上讓志願者接受有效的治療。若能克服科學上的挑戰和倫理議題，我們就能審慎地進行人體挑戰試驗，以取代那些需要在發病初期就找出高風險病患的複雜研究。如此一來，研究人員就能及早測試有潛力的新療法。

　　讓我們回到關於新病原的假想情況。我們研發了療法、進行試驗證明療法安全有效，也得到製藥與上市的核准。接下來就要開始製造了。雖然小分子藥物比抗體容易製造，而抗體又比疫苗容易製造（我會在下個章節解釋原因），我們還是有必要花點時間探討藥物量產的挑戰。

造福貧窮國家，藥廠授權生產抗病毒學名藥

首先，化學家團隊會利用化學物和酵素啟動一系列反應，試圖釐清如何穩定製造藥物的主要成分（稱為原料藥）。最佳製程可能牽涉到高達十個不同的步驟：化學團隊用特定成分開始嘗試、啟動這些成分之間的反應、捕捉副產品、用這些成分進行其他反應，諸如此類，一直到製造出目標成分為止。接著他們會將這個成分製成病患可以服用的形式，例如藥錠、鼻噴劑或針劑。

跟疫苗比起來，小分子藥物的品管相對容易。因為這些產品只是一串分子，並非活物，我們可以用分析工具確認其中的原子都在正確位置上。

近幾十年來，醫藥界有一項最重要的創舉，對任何關心全球衛生平等的人來說，這就像是天賜的禮物：學名藥的製藥商可製造出高品質、低成本，但成分相同的救命藥物。

長久以來，發明新藥的公司都來自高收入國家。由於研發新產品成本高昂，藥廠為了盡快回收成本，就會抬高藥品價格，只有富裕國家付得起。他們沒有理由為了降低產品成本而改善製程（例如減少製程步驟），因為這樣就得重新進行核准程序，就算完成了，最後也只是稍微降低整體製造成本而已。在此情況下，開發中國家根本無力負擔新藥的高成本，這也是

為什麼有些藥物在富裕國家普及之後，還要花數十年的時間才會在貧窮國家上市。

這就是低成本的學名藥可發揮之處。學名藥的角色之一，是幫助貧窮國家能得到在富裕國家已經很普及的藥物和其他可以救命的發明。[*]

大約二十年前，學名藥在全球醫療領域嶄露頭角。當時愛滋病救命藥物對巴西、南非等國家來說太過昂貴，數百萬名罹患愛滋病的人成為市場的犧牲者。因此，學名藥製造公司開始侵占原藥廠的智慧財產權，複製這些藥品，當地政府也沒有積極執法保護專利權。持有專利的公司一開始抗議連連，但後來還是讓步了，因為他們了解到採取雙層定價比較有效。他們讓低成本的學名藥製造商取得關於藥品的資訊，讓後者可以把藥品賣給開發中國家，也不用支付權利金。在雙層定價的做法之下，藥品在富裕國家的定價較高，在中等收入國家的定價較低，在低收入國家的定價最低，只比製造成本還高一些。

然而有個問題是藥品一旦製成學名藥，原廠藥商就沒有太大動力研究如何降低製造成本，因為任何改良，其他公司都能馬上仿效。為了解決這個問題，贊助者雇用專家，並資助優化工作與實施新製程所需的前置費用。例如，在蓋茲基金會和一些合作夥伴的支持下，一種高療效愛滋雞尾酒療法藥物的學名藥在2017年誕生，多虧當初發明這些藥物的製藥商免費授權。

學名藥廠可以將成本大幅降低，因此如今在中低收入國家裡，將近80％接受愛滋病治療的人都是採用改良版的雞尾酒療法。這種新藥比過去的療法劑量更低（藥錠也更小），較容易服用、副作用比較小，也比較不容易引發抗藥性。

學名藥的商業模式當然也有其缺點。隨著價格降低、淨利率減少，有些學名藥製造商對藥品的品管沒有維持在應有的水準。但這是少數例外，學名藥成本低、品質佳，又可以量產，好處不可勝數。默沙東在研究證實莫努匹拉韋是有效抗病毒藥的幾個月前，就已經和印度的好幾家學名藥公司協商好授權事宜，讓他們可以在印度和其他超過100個中低收入國家製造和販賣學名藥。研究人員研發出可以降低製造成本的方法，其他組織也幫助學名藥公司做好製藥準備，並向WHO申請核准。2022年1月，莫努匹拉韋的成功試驗結果宣布後才兩個月，學名藥公司就已經製造出1,100萬劑藥品，讓中低收入國家可以取得，這是往後量產的第一步。

中低收入國家的民眾服用的藥物，大多是學名藥製造商**推出的藥品。[19] WHO的瘧疾計畫也與學名藥製造商密切合作，

---

* 多虧了這些學名藥製造商，你也可以買到一些價格低廉許多的處方藥。

** 這些學名藥製造商包括印度的瑞迪博士（Dr. Reddy's Laboratories）、奧羅賓多（Aurobindo）、西普拉（Cipla）、太陽製藥（Sun）；以色列的梯瓦（Teva）；隸屬暉致（Viatris）、山德士（Sandoz）的邁蘭（Mylan）。

估計最後會有2億人能得到治療瘧疾的藥物，多虧有學名藥，否則許多人根本無法接受治療。[20]就連在美國發放的處方藥裡，90%也都是學名藥。[21]

尋找有效對抗變異株的解方

要是製造抗體就跟製造藥品一樣直截了當就好了。假設我們想用抗體防堵某個病原，需要找到曾經染病、但已康復的患者，抽取他們的血液，辨識他們體內為了對抗這個病毒感染而製造出的抗體。由於血液裡含有過去每一次生病製造的抗體，因此我們必須讓病毒接觸少許他們的血液，觀察哪些抗體會附在病毒上，然後分離出來。這些就是我們想要的抗體（另一個做法則是一樣的程序，但將重組基因植入老鼠細胞，製造出人源化抗體）。

一旦分離出對的抗體，我們就需要複製好幾十億遍。通常的做法是用CHO細胞平台複製，顧名思義，這個平台是取用中國倉鼠卵巢的上皮細胞（Chinese hamster ovary cell）。

這些細胞非常有用，因為它們特別有韌性，可無限培養，而且生長快速。目前在全球各地使用的CHO細胞，大多複製自基因學家西奧多・帕克（Theodore Puck）在1957年於科羅拉多大學醫學院製造出來的細胞系。1948年國共內戰時共產黨驅逐中國國民黨，有些中國倉鼠就在那時私運出境，而帕克就是從這些倉鼠的後代取一隻雌鼠分離出細胞。

　　遺憾的是，CHO平台製造抗體的速度，沒有快到可以滿足疫情大流行的高需求。每年全球疫苗生產量約50億至60億劑，而抗體只有3,000萬劑。CHO抗體的製造也很昂貴，目前的製造成本是每名病患70至120美元，這對許多中低收入國家都太昂貴了。

　　但科學家正致力解決這個問題。舉例來說，有些科學家試著用不同的宿主細胞更有效率地製造抗體。有些則在尋找效力更強、更有選擇力的抗體，以減少每名病患需要的劑量。已經有一些正在測試、但尚未商業化的方法，可以將每個劑量的成本降到30或40美元。但理想情況下，我們還是希望能將成本降到十分之一，也就是每人10美元以下，也希望能在同樣的時間裡製造十倍的劑量。我們需要改善各種條件才能達此目標，但這些工具潛力無窮，可以幫助世界各地更多的人。

　　一些公司也在尋找對抗變異株的解方。其中一個解決之道，是針對病毒不會改變的部位製造抗體，這些部位就算在不同變異株裡也沒有變化，這表示這類抗體對變異株就跟對原始病毒一樣有效。另一種方法是混製可以攻擊病毒不同部位的抗體雞尾酒，病毒就會很難發展出抗藥性。

藥物補給與配送需考量的事

回到先前我們假想要治療的疾病。假設療法得到核准，可以量產了，我們又該如何送到每一個有需要的人手上？

就算製造成本很低，有些國家仍需要資助，才能得到足夠所有民眾使用的劑量。好幾十年來，中低收入國家都在許多組織的協助下，才得以順利採購與配送藥品。你可能聽過很有效率的聯合國兒童基金會；另一個比較沒那麼有名的是「全球基金會」（Global Fund），旨在幫助一些國家購買治療愛滋病、肺結核和瘧疾的藥物和其他工具。全球基金會是目前全球投入最多資金在這類努力的組織，幫助了上百個國家，而且在2020年間將服務項目擴展至有關新冠肺炎的補給。

當然，費用不是唯一必須克服的障礙。就算有了廉價的治療，要送達病患的手裡仍可能是個挑戰。我們必須確保病患能在對的時間接受對的治療（舉例來說，先前有提到單株抗體和抗病毒藥必須在症狀出現後不久就施用，而地塞米松這類的類固醇只適合在重症病患的疾病後期施用）。

即便如此，就連藥品包裝這麼基本的細節都可能會讓病患不願服用。有些愛滋病藥物也有助預防感染（即所謂「暴露愛滋病毒前預防性投藥」），但許多病患不願意服用愛滋藥物，怕別人誤以為他們是陽性帶原者。這個問題可以解決，但要費點心思，因為你不能因此就開始製造外觀不同的藥錠。每個因素都得測試，包括藥錠的形狀、大小，甚至顏色。

　　將藥品送往低收入國家仍困難重重。一家公司開始將新藥推上預期獲利極佳的市場以前，會花好幾年的時間研究如何鎖定對的病患，也會訓練醫護人員使用新藥。*事實上，他們在這方面花費的金錢可能相當於研發和製造藥品本身的成本！然而若需要藥品的人口是在貧窮國家，製藥公司通常不會投入太多時間與金錢在這些基本工作。這個問題在疫病爆發或大流行期間更嚴重，因為幾乎沒有時間能提早與醫護人員和病患溝通，也難怪病患往往沒能馬上服用新藥，或不知該如何服用。

　　我深信下一次疫情爆發時，我們會有比在新冠疫情期間更好的治療選擇。要實現這個願景，我們需要有龐大的藥物化合物資料庫，才能快速掃描，看既有藥物中是否有能夠對抗新病原的藥方。目前已有幾個這類化合物資料庫，但顯然還需要更多。我們還必須投入大筆資金，結合學界、業界和最新的軟體工具才能達此目標。

　　我們需要含括各種藥物的化合物資料庫，但有些種類應最優先考慮。我認為最有潛力的是泛基因型藥物和廣效治療，也就是可以治療各種病毒感染（尤其那些可能造成大流行的病

---

*　有時候他們做得太過火了，就如幾家藥商引發的鴉片危機。

毒）的抗體或藥物。

我們也可找到活化所謂先天免疫系統的方式，這部分的免疫反應會在身體偵測到外來入侵的幾分鐘或幾小時內啟動，是身體防禦的最前線（與之相反的是後天免疫反應。後天免疫會回想起你過去曾經遇過的病原，知道如何對抗）。藥物若能強化先天免疫反應，就有助身體遏止感染發生。

這些大有可為的方法要能付諸實現，世界各國都必須更花心力了解各種危險病原如何在人類細胞中運作。科學家正在研究如何模擬這些反應，以便在疫病爆發時能迅速找出哪種藥物可能有效。幾年前，我曾看過「晶片上的肺」（lung on a chip）的示範，這是一種小如手掌的實驗裝置，運作方式就像肺部，研究人員可以藉此研究不同藥物、病原和人類細胞如何相互影響。

隨著人工智慧與機器學習等領域的進展，如今我們可以用電腦辨識出已知病原最脆弱的位置，未來也能以此因應新崛起的病原。這些技術也加快尋找新化合物攻擊病毒弱點的速度。若能得到足夠的資金，不同團隊可以在傳染病開始流行以前，就取得最有潛力的化合物進行第一期試驗，或至少能先有一些頭緒，以便在釐清標靶的模樣後迅速將候選藥物變成藥品。

雖然治療藥物沒能讓我們避免新冠病毒大流行，但在未來我們仍可以靠藥物拯救人命，預防疫情壓垮醫療體系。若要充分實現這個願景，世界各國必須投入研究、完善系統，才能更快找出治療藥物，並將這些藥物配送到有需要的人手中，無論他們是在世界的哪個角落。若能成功達成這個目標，在面對下一次傳染病爆發時，我們就能將衝擊降到最低，拯救數百萬條性命。

第六章

為製造疫苗做好準備

未來我們可能用吸劑或口服來接種疫苗，

不僅預防重症或死亡，

也更容易在全球生產、分配和運送。

如今已有數十億人都至少接種了一劑新冠疫苗，因此我們很容易忘記，在疫情初期我們其實幾乎沒有勝算。說真的，一開始是非常不樂觀的。

這段期間，光是科學家們能夠研發出數種新冠疫苗，可提供有效保護力，在疾病史上已是非比尋常，更何況是在一年內研發成功的，堪稱奇蹟。

製藥公司擅長追蹤數據，他們有辦法計算出候選藥物或疫苗有多大機率可通過重重關卡，取得使用許可證。*這種稱為「技術與法規成功率」的計算，受到多種因素影響，包括是否已有類似產品被核准，如果你正在測試的疫苗和其他已核准的疫苗作用方式類似，成功率也會更高。

歷史上，候選疫苗的成功率平均為6％。這表示，你如果一開始有100個候選疫苗，最後只有6個可得到完整的核准許可。其他候選疫苗則會因為各種理由失敗，例如無法提供足夠免疫力、無法從臨床試驗得到所需結果、會引發不樂見的副作用等等。

當然，6％只是平均值。如果是透過已測試驗證過的方法研發出來的藥物與疫苗，成功率會稍高一些；如果是用新方法研發，成功率則可能會低一些。除了要證明你的基本研發方法可行，也要證明你打算用這種方法製造的疫苗確實有效。你還必須進行可能包含數十萬人的大型試驗，然後觀察數百萬人是

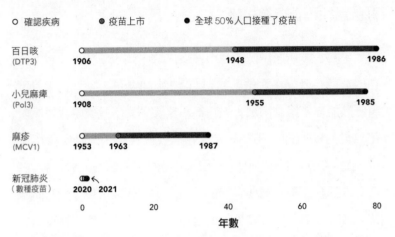

○ 確認疾病　　　● 疫苗上市　　　● 全球 50% 人口接種了疫苗

新冠疫苗研發速度奇快：科學家只花了一年的時間，就研發出安全有效的新冠疫苗。相較之下，當初百日咳從確認疾病到讓 50% 人口接種疫苗，中間隔了八十年之久。[1]（Our World in Data 網站）

否會出現副作用。每一步都可能出現阻礙。[2]

　　幸好以新冠病毒為標靶來設計疫苗相對容易，部分原因是新冠病毒表面的棘蛋白不像有些病毒那麼擅長偽裝。這也是為何新冠疫苗的研發成功率會前所未有的高。

　　然而，對於新冠疫苗的奇蹟，大多數人只看到它從研發到核准的速度遠快於其他疫苗，卻忽略這之間的艱辛過程。

---

* 候選疫苗就跟你想像的一樣，這些疫苗可能終究是安全有效的，只是還在研發階段。這就好像把議案送往國會或議會，有可能會成為法案，但也有可能不會。

打破過往疫苗研發紀錄

事實上，新冠疫苗的發展速度之快，超乎許多人（包括我在內）敢在公開場合做出的預測。2020年4月，雖然我覺得疫苗應該能在年底前問世，但在部落格文章上，我還是說可能要花24個月的時間。我認為，若聲稱很快就能夠成功研發出疫苗，並不是負責任的說法，因為也可能事與願違。6月時，有一名曾任食品藥物管理局的委員在看了一些候選疫苗的初始數據之後，告訴《紐約時報》的記者：「大多數人都認為疫苗會在12至18個月後問世，實際進展也差不多如此，但我們還是可以對研發進度保持樂觀。」[3]

結果，我們迎來了最好的情況。在2020年12月底，輝瑞與BioNTech公司製造的疫苗被核准緊急使用，離首波新冠案例確診只相隔了一年。[4]

新冠疫苗的進展究竟有多迅速？通常疫苗的發展過程，從在實驗室發現疫苗，到證實效果、取得核准許可證，所需時間約六至二十年。[5]光是將產品準備好進行臨床人體試驗，可能就要花九年的時間，就算時間充足，也不保證能夠成功。以愛滋病疫苗為例，第一個試驗是在1987年，至今仍未取得核准許可證。

在新冠疫情發生前，疫苗研發最快紀錄是四年。這個輝煌

新冠疫情爆發前，疫苗研發最快紀錄是 4 年

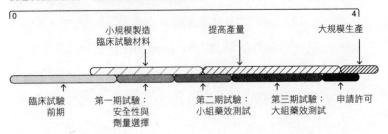

締造奇蹟，一年內研發出數種新冠疫苗

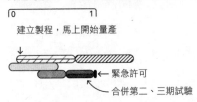

疫苗製造：所有疫苗的研發過程都非常嚴謹，以確保安全與效力。科學家在不犧牲安全性的前提下，合併了不同階段的試驗，在一年內製造出數種新冠疫苗。[7]《新英格蘭醫學雜誌》

成就是科學家莫里斯・希爾曼（Maurice Hilleman）為腮腺炎研發的疫苗，他是史上研發出最多種疫苗的科學家。[6]美國目前推薦兒童施打十四種疫苗，其中就有八種是他和默沙東的團隊研發的，包括預防麻疹、A 型肝炎、B 型肝炎、水痘的疫苗。

　　1963 年，希爾曼的 5 歲女兒潔洛・里恩（Jeryl Lynn）喉嚨痛。他懷疑是腮腺炎（當時具有保護效力的疫苗尚未問世），於是用棉花棒從她的喉嚨取樣，拿到實驗室分離出病毒。直到

1967年，他才用這個樣本製造出第一個腮腺炎疫苗，並取得核准許可證。如今的疫苗仍用這個腮腺炎病毒株培養，病毒株也以他的女兒為名。你如果打過MMR疫苗（預防麻疹、腮腺炎和德國麻疹），你就打過潔洛里恩病毒株。

在希爾曼的年代，四年內製造出疫苗已是相當了不起的成就。但他能以較快速度製出疫苗，是因為當時疫苗核准和品管的倫理標準不像今天這麼嚴格。但無論如何，當面對疾病爆發可能惡化為大流行的威脅時，四年的等待期會是個大災難。

如何預防疫病大流行？新冠疫情給了我們很清楚的啟示：除了提高疫苗研發的成功率，還必須在維持安全與效力的前提下，縮短疫苗從實驗室研發到讓人接種所需的時間；我們也必須能夠迅速量產，在釐清病原後的六個月內，讓全球人口都能接種。

這是個野心勃勃的目標，就像我在前言所述，甚至有人會覺得是好高騖遠。但我相信我們做得到，我會在本章說明為何這個目標並非遙不可及。

疫苗從實驗室研發到可以讓人接種，此過程包含四步驟：研發、核准、量產、配送。除了探討如何加快每個步驟的速度外，我們也會討論疫苗的研發和測試為何這麼困難又費時。在疫苗上市前的五年或十年間，究竟發生了什麼事？我們還會探討這次科學家的行動為何可以這麼快速。這個神奇故事包含了

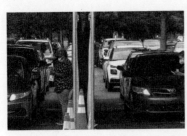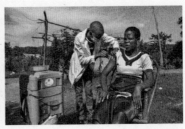

美國民眾在政府安排好的地點排起車隊打疫苗，而許多中低收入國家的人只能徒步去等待接種數量有限的疫苗。[8]

有遠見的規劃、兩名科學英雄的努力堅持，以及一些好運。

　　然而，很遺憾的是，就像我們在新冠疫情中看到的，要研發、核准疫苗是一回事，要避免疫苗的系統貧富不均，又是另一回事，要確保能製造足夠疫苗並分發出去，讓每個有需要的人都可以接種，包括低收入國家裡重症風險高的民眾，是一項艱巨的挑戰。

　　新冠疫苗在2020年與2021年的分配情況，容我再次引用已故公衛教授羅斯林的話：凡事皆有兩面，有好的一面，也有壞的一面。新冠疫苗以前所未有的速度讓更多人可以接種，提供給貧窮國家民眾的速度也超乎以往，但還是不夠快。究竟該如何更公平地分配疫苗？

　　在本章結尾，我會談到一種可以與疫苗並用的新藥，也就是可吸入的藥物，這類藥物可從一開始就預防病毒進入體內。你可以保護自己，也保護他人，而且不會比治療花粉熱複雜。

更公平的疫苗經濟，創造原本不存在的市場

我對疫苗的興趣始於1990年代後期，當時我剛開始汲取全球衛生的相關知識。我發現導致貧窮國家孩童死亡的疾病，從未發生在富裕國家的孩童身上，主要原因是富裕國家的孩童接種了特定疫苗，而貧窮國家的孩童沒有疫苗可接種。於是我開始大量閱讀關於疫苗經濟的相關議題。這是市場失靈的經典例子：有數十億人需要現代醫藥的重要發明，但因為他們沒有錢，無法將這種需求反映到市場上，讓市場重視，因此他們的需求一直沒有被滿足。

蓋茲基金會在初期投入的主要計畫之一，是設立Gavi疫苗聯盟，*這個組織負責募款協助貧窮國家購買疫苗。Gavi創造了原本不存在的市場：自2000年以來，幫助8.88億孩童接種疫苗，預防1,500萬人死亡。[9]在蓋茲基金會的貢獻中，Gavi可說是最讓我驕傲的，在第八章我會談更多有關它的運作方式，以及在預防大流行中扮演的角色。

我對疫苗認識愈多，就愈了解牽涉其中的科學與經濟。情況不只是貧窮國家無法負擔現有的疫苗，而是他們根本沒有市場力量可以爭取到更多對治疾病的新疫苗，儘管他們是主要受到衝擊的人口。蓋茲基金會於是開始雇用製造疫苗（和藥物）的專家。我學習了很多有關化學、生物和免疫學的知識，花了

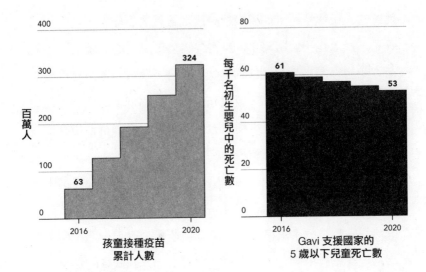

Gavi 疫苗聯盟拯救了許多性命：光是過去五年裡，Gavi 協助了 3.24 億名孩童接種疫苗。上圖顯示當疫苗接種率升高，兒童死亡率會隨之降低。[10]（Gavi、聯合國兒童死亡率估算機構間小組）

無數小時與來自世界各地的科學家和研究人員對談，也造訪了許多疫苗工廠。

在花了許多時間學習關於疫苗業界的經濟與運作之後，我敢說這真的是個十分複雜的領域。部分原因是因為整個社會對疫苗風險的包容度很低。這種審慎的態度合情合理：畢竟是讓

---

* Gavi 疫苗聯盟（Gavi, the Vaccine Alliance），原名為全球疫苗與免疫聯盟（Global Alliance for Vaccines and Immunization，簡稱 GAVI）。

健康的人接種疫苗，如果接種後出現嚴重的副作用，就失去意義了（民眾也不會接受）。因此這個業界受到的規範嚴謹，疫苗本身也經過冗長、嚴格的測試與監控。我很快會解釋疫苗的核准過程如何異於藥物，但我先提一個嚴格把關的例子：你如果要設立一家疫苗工廠，建築本身各方面都必須符合標準，從室內溫度、氣流強度，乃至牆角的弧度。

疫苗業界面對的另一個挑戰，來自產品的本質。疫苗由大分子組成，比阿斯匹靈的分子成分重了100萬倍。許多疫苗是以活細胞製造的，舉例來說，流感疫苗多由雞蛋製造，而由於活物本身就有不確定性，你不一定每次都得到同樣的結果。但要讓疫苗安全有效，勢必要製造出每一劑都幾乎一模一樣的疫苗。你需要高度專精的設備，要訓練技術員操作設備，而每做出一批產品，都有六、七種變數可能會改變最終產物，這些改變也許微小，但影響甚深。

一旦找出方法研製出人類可安全使用的疫苗，每次的製程都要採用一樣的方法，這樣監管單位才能確認每批產品都與先前的產品一致。檢查小分子產品時，檢查員可以說：「我不在乎你是怎麼做出來的，但我可以判斷裡面是否有對的原子，在對的位置。」相較之下，檢查疫苗時，監管單位必須檢視整個製程，並不斷確認你沒有改變任何製造條件。事實上，為了保證這種一致性，製藥公司必須研發數十種複雜的實驗，而這都大幅增加了每支疫苗最後的成本。很遺憾地，好幾個原本有希望的新冠疫苗都因為這些因素而大大延遲了進度，這不是個可以將就的產業。比較起來，複製軟體簡直太容易了。你只要幫程式碼除錯，就可以盡情複製，也不用擔心會突然冒出什麼新的錯誤。如果軟體複製有時會出現新的問題，這個產業也不會有今天的成就。

研發疫苗也所費不貲，從研發疫苗到取得許可證的成本估計為2億至5億美元。若考慮到過程中失敗付出的成本，這個金額就更高了：有一項常被引用、但有爭議的研究，估算出藥物（而非疫苗）的總製造成本為26億美元。[11]誠如我先前提到的，藥物研製通常比疫苗單純多了。

疫病一旦爆發，疫苗製造商就必須努力滿足大眾的高度期待。大眾希望新疫苗安全有效、迅速問世，而且價格低廉。

我無意為製藥公司辯護他們在定價過程中所做的決定，也不是要大家對業者抱持同情。但我們若要借助他們研發、測試和製造藥品與疫苗的專業（這也是唯一可以預防或防堵疫情的方法），就必須試著了解他們面對的挑戰、選擇研發產品的決策過程，以及影響決策方向的誘因。

你可能注意到我一直使用「生意」、「業界」和「市場」等字眼，這意味著疫苗的研發多靠私人公司進行。我是刻意如此用字遣詞的。雖然非營利組織、學術機構和政府扮演的角色很重要,他們資助基礎研究,也分發疫苗給大眾。但研發疫苗及大量生產的最後階段工作,幾乎都是由私人企業負責的。

我們在努力預防未來疾病爆發演變成全球危機時,一定要考慮到這點。要記得,我們的目標是不要再有大流行病發生,雖然還是要為來不及阻止疫病演變為全球大流行做準備,一定要有能力製造足夠全球人口使用的疫苗,但我們寧可從一開始就防堵疾病,避免全球疫情發生。因此,我們比較需要的是因應區域性爆發的疫苗,那麼需要疫苗的人就只有數十萬,而非數百萬或數十億人口。這會大大降低製藥公司的動機。你如果是藥廠老闆,希望獲利,為何要投入努力和資金為一小群潛在消費者研發疫苗,而且還要把價格壓低,根本賺不了多少錢?

因此光是仰賴市場力量是行不通的。全世界都需要擬定計畫,讓疫苗工廠事先做好準備,也要資助新的疫苗。這個計畫必須包含準備疫苗試驗和核准的資金,就像美國政府在新冠疫情期間就花了200億美元推動各種不同候選疫苗的研製過程。

這個計畫也要有足夠資金支持研發疫苗和其他工具,有些資金要分給流行病預防創新聯盟,我在前言中提到這個組織補助了許多學術中心和私人公司,協助研發疫苗與相關技術。截至2021年夏天,流行病預防創新聯盟為因應新冠疫情,已募集18億美元,但資助者對於贊助預防未來疫情的工作往往興致缺缺。[12]這可以理解,畢竟在一個疾病正造成全球數百萬人喪生的當下，我們很難考慮未來某個時間點會崛起的其他疾病。但我們若希望在未來能拯救數百萬條性命、預防數兆美元的經濟損失，就必須先投入數十億美元的工作，而研發疫苗也是其中之一。

流行病預防創新聯盟可以有個貢獻，是創造出能夠有效預防整個病毒家族的疫苗，也就是廣效疫苗。現今的新冠疫苗會教你的免疫系統如何攻擊特定冠狀病毒表面上的棘蛋白。但研究人員正在研發能以所有冠狀病毒共有結構為標靶的疫苗，這些病毒包括新冠病毒和它的親戚，以及未來演化出的其他冠狀病毒，可能也會具備同樣的標靶。一旦接種了廣效型新冠疫苗，就能產生保護力對抗所有病毒，甚至是尚未出現的病毒。我們應該要以冠狀病毒和流感病毒為目標研發疫苗，因為過去二十年間最嚴重的大爆發都是這些病毒引起的。

最後，全球疫苗計畫應設法將疫苗以最有益公共衛生的方式分發，而不只是分配給出最多錢的國家。「疫苗全球取得機制」（COVAX）的設立，就是為了在新冠疫情期間解決這個問題。但由於不可抗力因素，這個倡議後來無法達到目標。原本的概念是為了分擔疫苗研發的內在風險，讓富裕國家能補貼那些收入較低的國家。然而，後來富裕國家根本就退出了協定，自行與疫苗公司協商，把COVAX晾在一邊，也削弱了COVAX與這些公司談判的籌碼。此外，COVAX原本希望能仰賴兩種疫苗,但其核准時間超過預期,而且有段時期COVAX根本無法將印度製的低成本疫苗出口至其他國家。[13] 儘管面臨這些挑戰,COVAX仍是供給最多疫苗給最貧窮國家的平台。但我們下一次必須做得更好,我會在第九章回到這個主題。

資助新疫苗的研究工作當然只是其中一個環節。這些疫苗必須真的能研發出來(而且要比新冠疫苗的研發速度更快),而目前最有潛力的技術是製造mRNA疫苗。對大部分人來說,mRNA疫苗似乎是無中生有的新概念。但其實這個技術是研究者和研發人員花了好幾十年的心血發展出來的,其中包括兩名竭力實現創新概念的科學家。

mRNA疫苗從乏人問津到成為全世界的希望

卡塔林·卡里柯(Katalin Karikó)從16歲時就知道自己想成為一名科學家。她對信使核糖核酸,也就是mRNA特別著迷,這種分子的作用之一,是引導體內蛋白質的製造。1980年代,她在家鄉匈牙利攻讀博士時,便深信可以將這些稱為mRNA的微小絲狀物注入細胞,讓身體自行製造解藥。

mRNA的作用像是中間人,它從DNA那兒攜帶著製造蛋白質的指示來到細胞裡組成蛋白質的工廠。這過程有點像是餐廳服務生寫下你的點餐,送往廚房,讓廚師幫你做菜。

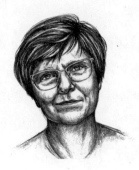

生物化學家卡里柯
被稱為 mRNA 之母。[14]

　　跟傳統疫苗的作用機制比起來，利用mRNA製造疫苗是全然不同的概念。你若感染了病毒，病毒會侵入體內特定細胞，並利用這些細胞自行複製，然後再將新製造出來的病毒釋入血液裡。這些新病毒會到處擴散，尋找更多細胞入侵，如此循環下去。

　　同時你的免疫系統也隨時在尋找任何身體沒有見過的形狀構造。當它遇到不認得的物質，就會說：「嘿，這邊有個新的物質在體內擴散，可能是個壞東西，我們來把它趕走。」

　　你的身體很機靈，會攻擊在血管裡自由漂移的病毒，以及已經被病毒侵入的細胞。為了打敗血液中的病毒，免疫系統會製造抗體，抓住病毒上的特殊結構（製造抗體的細胞稱為B細胞，攻擊受感染細胞的則稱為殺手T細胞）。身體一旦製造了抗體和T細胞，也會製造記憶B細胞和記憶T細胞，這些細胞誠如其名，會幫助免疫系統記得這些新形狀物質的長相，以防未來再次碰見。*

　　這個系統可以阻止病毒的首波攻擊，也讓身體在下一次遇到同樣病毒時，能更有效地因應。但對於那些致病病毒（例如新冠病毒或流感病毒），我們最好還是先強化你的免疫系統，以便病毒第一次出現時就能展開攻擊。而這正是疫苗的作用。

　　許多傳統疫苗都是將想要防堵的病毒減毒或殺死後注射到人體內。當免疫系統看到新形狀的病毒，會展開行動，並提高免疫力。但在使用減毒病毒時，總是會面對一個問題，那就是它的毒性是否夠低，毒性如果不夠低，可能反而會突變成致病的病毒；但倘若毒性太低，卻又無法在你體內誘發出足夠的免疫反應，有些死病毒也有同樣的問題。因此科學家要做好幾年的實驗和臨床試驗，才能確認傳統疫苗不但安全，也能引起足夠的免疫反應。

　　mRNA疫苗背後的原理頗具巧思。既然mRNA會將DNA製造蛋白質的指令傳送給細胞廚房裡的廚師，我們是否能將訂單改變成標靶呢？疫苗若能教導你的細胞製造出可以與病毒結構配對的蛋白質結構，就可以誘發你的免疫系統，而不需要將病毒本身注入體內了。

　　只要做得出來，mRNA疫苗比傳統疫苗更具優勢。一旦做出目標病毒所有蛋白質的圖譜，你就能決定要讓抗體抓住哪個部分。接著你可以研究病毒的基因碼，找出製造該蛋白質的指令，然後用mRNA將這段密碼放在疫苗中。之後，你若想攻擊不同的蛋白質，只要改變mRNA就好了；這個設計過程，會花幾週的時間。也就是你只要跟服務生點薯條，而非沙拉，接下來免疫系統就會自行接手。

唯一的問題是，這些都只是理論。過去，沒有人真的以mRNA製造過疫苗。甚至這個領域的人都覺得這概念太瘋狂，不值一試，尤其mRNA的特性原本就很不穩定，容易快速分解。很難相信mRNA經修飾後可以保持完整，直到完成任務。此外，細胞也演化到知道如何避免被外來mRNA挾持，因此，你還得想辦法避開這種防禦系統。

1993年，卡里柯在賓州大學做研究，她和老闆完成一項創舉，並深信這是很重要的進展：他們用很聰明的方法改變了一段修飾的mRNA，避開人類細胞的防禦系統，讓人類細胞製造出少量新的蛋白質。

這是項重大突破，因為這表示他們若能量產，就可以用mRNA治療癌症。卡里柯的研究重點不是疫苗，但其他研究人員看到以此製造疫苗的可能性，可以對抗流感、冠狀病毒，甚至對治不同的癌症。

可惜的是，卡里柯的老闆後來離開學界，加入一家生技公

---

* 這只是很簡化的描述。

司，她的研究因此停擺。她不再有自己的實驗室，也沒有經費可繼續研究。雖然一再申請計畫補助，卻屢遭回絕。1995年，是特別令人氣餒的一年：她罹患癌症、被大學降職，而她的先生也因為簽證問題滯留匈牙利。

但卡里柯仍不屈不撓。1997年，她開始與賓州大學的同事德魯·威思曼（Drew Weissman）合作。威思曼剛到大學任教，但有很強的背景，曾任職美國國家衛生院，在佛奇的指導下做研究。他也想用卡里柯的mRNA研究開發疫苗。

卡里柯和威思曼繼續研究在實驗室裡改造過的mRNA。但他們仍需要讓更多mRNA避開細胞的防禦系統，而其他科學家也幫忙解決了這個問題。

1999年，癌症學家皮耶特·庫利斯（Pieter Cullis）和同事主張可以用脂質（基本上就是小油脂粒）包覆和保護更微小的分子，例如mRNA。[15]六年後，化學家伊恩·麥克拉藍（Ian MacLachlan）和庫利斯合作，首度達到這個目標。他研發出的脂質奈米粒為首批mRNA疫苗開了一條路。[16]

但一直到2010年，不管是聯邦政府或私人公司，幾乎沒有人想嘗試用mRNA製造疫苗。大藥廠曾嘗試過，但都失敗了，有些科學家認為，我們永遠無法用mRNA誘發體內足夠的免疫反應。但在鮮為人知的美國國防研究機構DARPA裡，*有一名官員認為這個技術有足夠的潛力，於是開始資助以mRNA製造傳染病疫苗的研究。

　　儘管這些研究開創出新局面，但新疫苗並沒有馬上問世。直到美國的莫德納（Moderna）和德國的CureVac、BioNTech等公司致力於將這些突破性的研發成果轉化為產品，才終於讓這類疫苗得以核准、上市。2014年，卡里柯加入BioNTech，與公司團隊一起投入對治癌症的mRNA疫苗研發。

　　然而，儘管有一支狂犬病疫苗經測試頗具潛力，他們早期的努力並沒有具體成果。卡里柯和她的同事繼續努力不懈的研究，莫德納公司的科學家們也堅持下來了。當新冠疫情爆發後，他們馬上著手針對這個新病毒研發疫苗。

　　他們下對了賭注。只要取得病毒基因組的圖譜，就能在幾週內研發出mRNA疫苗，這個概念證實是對的。

　　2020年3月，在科學家定序出新冠病毒基因組的六週後，莫德納公司宣布他們已找出一個mRNA候選疫苗，並開始執行臨床試驗。到了12月31日，BioNTech與輝瑞合作製造的mRNA疫苗得到WHO緊急使用的許可。經過這麼多年的努力付出，當卡里柯在疫苗正式核准的前幾天，收到第一劑疫苗時，她不禁喜極而泣。

---

* DARPA 是國防先進研究計畫機構（Defense Advanced Research Projects Agency）的縮寫。

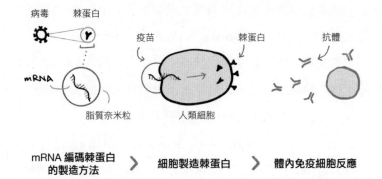

mRNA 疫苗

病毒　棘蛋白　　　疫苗　　　　棘蛋白　　　抗體

mRNA　　　脂質奈米粒　　　人類細胞

mRNA 編碼棘蛋白　＞　細胞製造棘蛋白　＞　體內免疫細胞反應
的製造方法

　　mRNA疫苗對新冠疫情的影響不容小覷。許多國家所施打的新冠疫苗，大都是mRNA疫苗。截至2021年底，歐盟國家已接種疫苗的民眾中，有超過83％接種了輝瑞或莫德納，這兩者都是mRNA疫苗；美國民眾則有96％是接種這兩種疫苗；日本則完全只接種mRNA疫苗。[17]

　　對我來說，mRNA故事帶來的啟示是：對於有道理的科學，即使點子很瘋狂，還是要願意下賭注，因為那可能正是我們需要的突破點。科學家花了好幾年的心力深入了解mRNA，我們後來才能用它來研發疫苗。我們運氣很好，新冠疫情沒有提早五年發生。

　　對研究mRNA的科學家來說，他們現在的任務是繼續改進這項技術，並擴大應用，例如研發愛滋病疫苗，或創造更多治療疾病的新方法。未來有可能研發出可以預防不同病原，而非單一病原的mRNA疫苗。若能找到更多用來製造mRNA疫苗的原料來源，這些疫苗的價格也會下降。

未來若疫情再度爆發，確診首例與第一個候選疫苗的誕生之間，不會以年或月，而會以天或週計數。這個願景若能實現，mRNA幾乎肯定是其中的關鍵技術。

不同疫苗如何發揮作用

若將mRNA疫苗比喻為街坊新來的酷小子，病毒載體疫苗可說是一樣很酷，但因為全家早幾年搬來了，才沒受到同樣的注目。

病毒載體技術和mRNA一樣都是科學家多年來研究的對象，到了近期才用來製造人類疫苗。其作用原理是注入你希望能被免疫系統視為外來物的棘蛋白或標靶蛋白。它的傳遞機制是先將另一種版本的病毒（例如引發一般感冒的病毒）改造成對人體無害；這種可以攜帶表面蛋白，讓免疫系統學習製造抗體的載體，就是所謂的病毒載體。

你接種的若是嬌生疫苗、牛津大學與阿斯特捷利康公司（AstraZeneca）合作的疫苗，或是印度血清研究所製作的Covishield，那就是病毒載體疫苗了。製造表面蛋白雖然比製造

mRNA 困難，科學家還是很快地研發出了這些疫苗；最早兩個用病毒載體製造的新冠疫苗在十四個月內就上市了，打破過去這類疫苗的研發速度。在新冠疫情之前，唯一有許可證的病毒載體疫苗是伊波拉疫苗，當初花了五年時間才得到許可。

還有另一種疫苗，存在的歷史比病毒載體或 mRNA 疫苗都更久。那就是所謂的蛋白質次單元疫苗，你過去可能打過這類疫苗，用來對抗流感、B 型肝炎、人類乳頭狀瘤病毒（通常簡稱為 HPV）等。這些疫苗不是用整個病毒，而是只用幾個關鍵部位誘發你的免疫反應，所以才稱為「次單元」。因為用的不是整個病毒，因此比用減毒病毒或死病毒容易製作，但同樣不是一定能誘發足夠的免疫反應。因此可能需要搭配所謂的佐劑，佐劑可以使得你的免疫系統警報大響，喊道：「嘿！趕快來看這個沒見過的新形狀！你最好學會怎麼攻擊它！」

諾瓦瓦克斯公司（Novavax）在研發加有佐劑的蛋白質次單元新冠疫苗時，採用了很複雜的程序：他們修改了製造新冠病毒棘蛋白的部分基因，輸入另一種病毒，然後用這個病毒感染蛾細胞。蛾細胞被感染後會產生類似冠狀病毒身上的棘蛋白；將這些蛋白蒐集起來，混以智利皂皮樹內皮提煉出的佐劑（信不信由你，但這是全世界最有效的佐劑），再包裝成疫苗。你如果接種的是 Nuvaxovid 或 COVOVAX 疫苗，那就是蛋白質次單元疫苗。

各種不同的新冠疫苗（截至 2021 年底）[18]

研發者	疫苗	疫苗種類	WHO 緊急授權日期	提供劑量估計
輝瑞、BioNTech	COMIRNATY	mRNA	2020 年 12 日 31 日	26 億
牛津大學、AZ	VAXZEVRIA	病毒載體疫苗	2021 年 2 日 15 日	9.4 億
印度血清研究所（牛津大學／AZ 的第二供應商）	Covishield	病毒載體疫苗	2021 年 2 日 15 日	15 億
嬌生、楊森大藥廠	J&J	病毒載體疫苗	2021 年 3 日 12 日	2.6 億
莫德納、國家過敏和傳染病研究所	SPIKEVAX	mRNA 疫苗	2021 年 4 日 30 日	8 億
國藥集團北京生物製品研究所	眾愛可維（Covilo）	不活化疫苗	2021 年 5 日 7 日	22 億
科興生物	克爾來福（CoronaVac）	不活化疫苗	2021 年 6 日 1 日	25 億
巴拉特生技（Bharat Biotech）	COVAXIN	不活化疫苗	2021 年 11 日 3 日	2 億
印度血清研究所（Novavax 的第二供應商）	COVOVAX	蛋白質次單元疫苗	2021 年 12 日 17 日	2000 萬
諾瓦瓦克斯	Nuvaxovid	蛋白質次單元疫苗	2021 年 12 日 20 日	0
賽諾菲（Sanofi）	賽諾菲	mRNA 疫苗	研發終止	0
昆士蘭大學、聯邦血清實驗室（Commonwealth Serum Laboratories）	UQCSL（V451）	蛋白質次單元疫苗	研發終止	0
默沙東、巴斯德研究所（Institut Pasteur）、Themis Bioscience、匹茲堡大學	Merck（V591）	病毒載體疫苗	研發終止	0

　　儘管我對這些技術非常樂觀，還是必須附帶一個警告：我們的表現是不錯，但運氣也很好。由於之前已經有過兩次冠狀病毒爆發（SARS和MERS），科學家對這些病毒的結構已有相當程度的認識。最重要的是，科學家已經找到最具辨識性的棘蛋白（你應該看過許多張冠狀病毒的照片了，狀如皇冠的病毒尖端就是棘蛋白），這些就是可用來設計疫苗的標靶。當科學家需要用修飾mRNA製造新冠疫苗時，他們已經對標靶頗有概念了。

　　這件事的啟示是，我們需要研究更多已知病毒和其他病原的基礎科學，這樣才能在下一次爆發時了解更多。我們也應加速研究在前面提到的廣效治療。

　　在疫病爆發時，無論我們能多快研發出疫苗，若核准程序會耗費好幾年，也無濟於事。所以，讓我們詳細探討這個程序是如何進行的，又如何在不犧牲疫苗安全與效用的前提下，加速完成。

能夠好好活著，要感謝許多默默付出的人

　　人類其實很早就發明了疫苗，只是花了很長時間，才研究出確保疫苗能夠發揮效力的方法。英國醫生愛德華・詹納（Edward Jenner）被視為現代疫苗始祖。[*]在18世紀晚期，詹納

幫一個男孩接種牛痘（類似天花，但症狀較輕微），結果男孩也對天花免疫。疫苗這個字來自牛痘病毒的名字（vaccinia），源自拉丁文中「牛」這個字（vacca）。[19]

到了 19 世紀末期，我們已經能接種對抗天花、狂犬病、鼠疫、霍亂和傷寒的疫苗。但既無法保證疫苗效果好不好，也不知道是否安全。

市場缺乏規範，帶來了悲劇性的結果。1901 年，受汙染的天花疫苗在紐澤西康登市（Camden）爆發破傷風感染。同年，一批原本應該有助預防白喉的血清受到汙染，導致聖路易市的 13 名孩童喪命。[20]

這些事件引起軒然大波，美國國會於是開始針對疫苗與藥物的品質制定法規，在 1902 年資助成立了美國公共衛生部的衛生實驗室。[21] 後來監管機關轉為食品藥物管理局，而聯邦研究則繼續由衛生實驗室負責，也就是今天的國家衛生院。

在前面章節已討論藥物核准的過程。疫苗的程序大致相同，所以我會快速總結，但注明這兩種核准程序之間的差異。

探索階段：以二到四年的時間進行基本實驗室研究，找出候選疫苗。[22]

---

* 詹納就跟當時許多科學家一樣興趣廣泛。他也是鳥類學家，還喜歡研究刺蝟的冬眠習性。

試驗前期：以一到兩年的時間評估候選疫苗的安全性，研究是否真能在動物體內誘發免疫反應。

第一期試驗：一旦從政府監管單位取得人類臨床試驗的許可，你就可以成年志願者為對象進行小型試驗，這個步驟與藥物試驗雷同。但兩者仍有一些差異：疫苗試驗通常每組有20至40人，這樣才能考慮到不同族群免疫反應的差異。這個階段要觀察疫苗是否會引發任何副作用，但為了加速進行，生技公司也可能將第一期和第二期試驗結合（嬌生疫苗的試驗就是這樣進行的）。小分子的第一期試驗規模可能小很多。

第二期試驗。你要讓數百人接種候選疫苗，這些人要能代表疫苗針對的目標族群。這個階段會測試疫苗是否安全、是否能合宜地協助免疫系統，並估量適當劑量。

第三期試驗：你要以數千或數萬人為對象，進行更大型的試驗，其中半數人接受的是安慰劑，另一半人接受現有最有效的疫苗。在第三期，你要達到兩個目標，兩者都需要大量的志願者參與，而且必須是來自你想防堵的疫病正在流行的社區。一個目標是證明與安慰劑相較，疫苗真的能夠大幅減少染病數目。一旦試驗開始，你必須等到有足夠的確診數，才能知道被感染的人是否大多數接受的是安慰劑，而非疫苗。另一個目標是找出較罕見的不良副作用，可能在1,000名接受疫苗的人當中，會有一人出現這些副作用。因此，若要找出10起副作用的案例，你會需要2萬名志願者：1萬人接受疫苗；1萬人接受安慰劑。

　　要確保疫苗在每個需要的人身上都能產生效力，你也必須找到身分背景多樣的志願者，包括不同性別、社區、種族、族裔和年齡的人。全球有許多研究者都在努力深化潛在志願者的來源，西雅圖福瑞德哈金研究中心的流行病學家史提夫·華萊士（Stephaun Wallace）就是其中之一。

　　華萊士是生長在洛杉磯的黑人，親身經歷了社會對不同種族在各方面的差別待遇，包括在醫界。他在20多歲時搬到亞特蘭大，並創立了一個組織，協助罹患愛滋病的年輕黑人。這個經驗也讓他投入改善醫療不平等的志業。

　　華萊士在福瑞德哈金研究中心專事改善臨床試驗運作的方式。他和同事特別努力招攬不同族群的人，包括與不同社區的領導人合作、找出與這些社區溝通的最佳方式、讓時間安排更變通，並在同意書上使用更易懂、非科學性的語言。

　　疫情發生時，華萊士正在試驗有潛力的愛滋疫苗，但他很快轉向針對一些主要的候選新冠疫苗（及治療藥物）進行試驗。他甚至親身參與其中一項臨床試驗，盼能說服更多與他身分背景相似的人相信疫苗的安全性。正因如此，比起之前華萊士執行的試驗，這次有更多有色人種參與。

　　雖然疫情期間的疫苗試驗必須加速進行（就如藥品試驗

一樣），對於疫苗的安全性與效力所設立的審核標準並沒有改變。每一個WHO緊急核准的疫苗都經世界各地數千人測試過安全性。事實上，由於有這麼多人接種了新冠疫苗，他們的安全紀錄也受到密切追蹤，如今科學家得到了市面上各種疫苗的詳盡安全數據，甚至包括孕婦族群的資料，她們通常不是優先接受疫苗臨床試驗的族群，因為疫苗還是可能對體內胎兒產生副作用。

新冠疫苗這麼迅速通過核准的另一個理由，是因為負責核准的相關人員竭盡所能，將原本要耗費數年的過程壓縮到幾個月內完成。華盛頓特區、日內瓦、倫敦和其他城市的政府員工焚膏繼晷，審核疫苗試驗得到的資料，以及厚厚的文件。下次你聽到有人又在漫天抱怨政府官僚，要記得這一點。你若很快就打到新冠疫苗，也覺得疫苗沒有對你造成嚴重傷害，別忘了感謝那許多犧牲陪伴家人的時間、在食品藥物管理局夜以繼日加班的無名英雄。

下一次疫情發生時，我們必須加快試驗和核准的速度。我在第五章提到如何事先預備試驗，例如針對程序達成共識、建立好臨床試驗所需的基本條件，這些可以幫助藥物研製的方法也適用於疫苗。此外，經過新冠疫情後，研究人員和監管單位都更加了解mRNA和病毒載體疫苗的安全性，未來這些知識可以幫助他們加速評估候選疫苗。

為快速量產、及時配送疫苗做好準備

讓我們接續第五章假想的疫病爆發。假設我們來不及防堵，病毒已蔓延全球，我們需要讓數十億人接種疫苗。有好幾個疫苗都通過許可和核准程序，並且得到可用於人的許可證。接下來我們要解決另一類型的問題：該如何製造足夠疫苗，又該如何分配以發揮最大效益？

我們需要額外製造多少新疫苗？這裡提供一點概念：目前全球每年製造的疫苗約有50億至60億劑，包括所有兒童疫苗、流感疫苗、小兒麻痺疫苗等，當發生大流行病時，我們需要再製造將近80億劑新疫苗（約全球每人一劑），或高達160億劑疫苗（若每人兩劑）。我們不能因此影響其他救命疫苗的製造，而且要在六個月內達標。

在製程的每個步驟，疫苗製造公司將面對下列挑戰：

- 首先，要製造讓疫苗可以作用的活性成分，可能需要培養細胞或細菌、感染要遏止的病原，然後採收製造出的物質，製成疫苗。這個步驟需要用一種稱為生物反應器的容器，不是用可回收的鐵桶，就是用一次性的塑膠袋。但兩者庫存都有限。疫情早期，生物反應器被各家疫苗公司搶購一空，他們都盼能及早研發出疫苗。大概就是你在店裡買不到衛生紙的那種感覺。

- 接下來要將疫苗與其他成分混合，讓疫苗更有效或更穩定。若製造的是 mRNA 疫苗，需要用脂質保護 mRNA。其他種類的疫苗可能需要佐劑。遺憾的是，智利皂皮樹的材料不易取得，若要用它製造佐劑，在能夠分到這個原料前，可能就得暫停製程。未來我們需要製造更多合成佐劑，才能快速量產疫苗。

- 最後，疫苗得裝進小玻璃瓶裡，這要使用到非常精密的無菌儀器，玻璃瓶也必須符合特定規格，包括使用的玻璃種類和瓶塞等等（新冠疫情期間，有一陣子全球幾乎買不到用來做這種玻璃的高級沙子）。此外，還要按照所在國家的規定標示包裝疫苗的玻璃瓶，包括使用的語言等，而且這些規定因地而異。

多年來，全球醫療界都有人在爭論是否能藉由豁免智慧財產權，有效地製造更多疫苗或藥物。在一些情況下，這麼做的確能讓更多人可以使用低成本藥物，就如我在第五章提到的愛滋病治療。這段歷史於 2021 年再度受到矚目，倡議者要求世界貿易組織豁免對新冠疫苗智慧財產權的保護。

全球一定得製造更多疫苗，我在本章後面會討論如何達到這個目標。很遺憾地，智慧財產權的豁免來得太晚，來不及彌補供需隔閡。全球只有有限的設施與人力，可以製造出符合國內外品質與安全要求的疫苗。而且由於大部分疫苗的製程都需要特定條件，不能隨意轉換，例如用原本製造病毒載體的設備來製造mRNA疫苗。你需要新的設備、員工需要接受新的訓練，即使做到這些，你的設施仍需要得到製造新產品的許可。

假設公司要讓疫苗核准，必須釋出製作法，而B公司想要複製A公司獲認可的疫苗，也要符合所有規定的標準。只取得A公司的製作法是不夠的，也需要A公司提供其他資訊，例如製程細節、臨床試驗數據，以及他們對監管單位承諾做到的事。由於有些資訊與A公司的其他產品相關（他們可能想用同樣過程製造癌症疫苗），A公司可能會不願意釋出。

B公司如果還是繼續下去，但改變了A公司的製程，不論改變再怎麼些微，也必須重新進行臨床試驗，這樣就失去原本取得A公司製作法的目的了。最後兩家公司會推出相仿的產品，但安全性與效力也許不同，這只會在民眾需要更清楚了解疫苗的當頭，造成更多混淆。B公司除了不會被A公司訴訟以外，沒有得到其他好處。

此外，製造疫苗通常比製造藥物複雜。如前所述，製造藥物涉及的化學程序通常明確、可測量，疫苗則不是這麼回事。製造疫苗往往需要用到活生物 —— 從細菌到雞蛋都有。

活生物的表現不一定每次都一樣，這表示就算你做兩次一模一樣的程序，得到的產出也可能不盡相同，也就更難判斷仿製疫苗最重要的特性是否與原廠疫苗一致。製造疫苗的過程通常包含數千個步驟！就算經驗老到的疫苗製造商也很難複製其他公司的程序,而最成功的方法,就是從原廠得到技術協助。

這就是為什麼我們有學名藥,但沒有仿製疫苗。雖然未來的情況可能轉變,尤其mRNA疫苗技術會愈來愈成熟,但目前這並不是很實際的解決之道。在2021年豁免智慧財產權的保護,並無法顯著增加新冠疫苗供給,滿足我們當時所需。

一個關鍵決定,加快往後全球疫苗製造速度

2020年有一個很關鍵的決定,影響到往後為全球製造疫苗的速度。2020上半年間,好幾個組織(包括CEPI、Gavi、國家政府機構和蓋茲基金會)與許多疫苗公司合作,協商該如何把疫苗產量開到最大。採行的方法不只是開放智慧財產權、工廠與試驗就由製造商自行設計那麼單純,而是合作並共享所有資訊(包括工廠設計、疫苗品管的方法),並與監管單位合作。這種協商在2020年以前十分罕見,但由於事態緊急,需要快速製造大量疫苗,這是最佳解決之道,可讓更多工廠加入製程,但又不會犧牲核准程序或疫苗品質。

這種安排就是所謂的第二供應源,也就是擁有可行候選疫苗的公司同意與另一家公司合作,以後者的設備製造該疫苗。[23]

他們不但分享製作方法，以及如何使用的知識，也分享人力、數據和生物樣本。你可以想像你買了名廚張碩浩（David Chang）的食譜後，他出現在你家門口，帶著所有食材，從頭示範如何按他的食譜煮拉麵。

這個安排非常複雜，需要考慮技術轉移所需成本和時間，要協商需要的許可證，也要談妥雙方都能接受的條件。而且兩家公司其實都有很多理由不想配合：想像福特汽車邀請本田汽車來他們的工廠裡製造Accord。

但他們合作之後得到的協議卻十分了不起。印度血清研究所（Serum Institute of India，簡稱SII）之所以能以很低的成本和破紀錄的速度，製造出10億劑新冠疫苗，都要歸功於第二供應源的安排（而非政府強制的豁免智慧財產權）。

新冠疫情發生以前，大部分中低收入國家取得的疫苗大多不是靠第二供應源協議而來，而是由一些慈善家資助低成本的製造商，讓製造商自行研發。但這次疫情期間，達成第二供應源協議的公司比過去更多。兩年之內，光是AZ一家公司簽署的第二供應源協議就含括15個國家裡的25家工廠（要記得，AZ也同意放棄新冠疫苗帶來的利潤）。諾瓦瓦克斯公司也與印度血清研究所簽約，製造出的疫苗目前為許多國家使用。嬌生則與印度的Biological E.和南非的艾斯平藥廠（Aspen Pharmacare）簽約。第二供應源協議讓額外的數億劑新冠疫苗得以生產。

　　達成這種協議的公司若能維持現在的合作關係，未來協商的速度會更快，下次疫病爆發時就不會從零開始。

　　我也希望這會是mRNA疫苗可以解決的另一個問題。許多傳統製造疫苗的方法都深奧而隱晦，因此進行第二供應源協議時要顧慮到非常多細節。但由於mRNA疫苗的基本做法大致相同，你只要用新的mRNA取代舊的，並確定使用了對的脂質，公司之間的技術轉移應該相對容易。研製過程也有一些新的模組化技術，這些技術若能實現，就可以讓我們以更便宜、更容易的方式建立和運作工廠。如此一來，工廠就更能變通，隨時準備好在需要的時候製造不同種類的疫苗。

　　最後，WHO與流行病預防創新聯盟（CEPI）等全球組織還可以採取兩個步驟。WHO應該要為小玻璃瓶上的標示設立標準，這樣疫苗公司就不用為同一種疫苗製作不同標籤。CEPI和其他組織應該要事先購買疫苗和玻璃瓶的製造原料，然後再分配給製造商，製造最有潛力的候選疫苗。CEPI在新冠疫情期間的確針對玻璃瓶做了這樣的安排，確保任何無法自行取得原料的公司可以得到備用的供給。

　　新冠疫苗大幅減低重症與死亡的風險，但你能多快接種到疫苗，端看你是居住在富裕國家、中收入國家或貧窮國家。2021年，全球有一半以上的人口至少接種了一劑新冠疫苗。但低收入國家只有8%的民眾接種，而更糟糕的是，富裕國家中年輕、健康也不容易染病或因新冠肺炎喪命的那些人，竟比貧窮國家的老人和前線工作人員更早得到疫苗，儘管後者的風險更大。[24]

　　理論上，我們若能用更公平的方式分配手上的疫苗，就可以減少這種不公平的現象。富裕國家的確違反了當初的承諾，在新冠疫情期間沒有將10億以上的劑量分給貧窮國家，但就算他們當初守住承諾，還是無法弭平疫苗的貧富差距現象。而且分享疫苗的做法本來就不是長久之計，我們也沒有理由相信富裕國家在未來會比較願意這麼做。在學校仍關閉、仍然有人因染疫喪命的當頭，有多少從政者會想告訴年輕選民，說他們不能接種疫苗，因為疫苗要先送往其他國家？

　　正因如此，我認為與其把重心放在重新分配疫苗，更實際的做法是致力於製造更多疫苗，讓疫苗充足到我們不用再急著決定誰可以得到有限的供給。2021年白宮發表了一個很聰明的計畫，目標遠大：在監測到疫病威脅的六個月內研發、測試、製造並分配好安全有效的疫苗，讓世界上每個人都能接種。[25]如果需要兩劑的疫苗，就表示要在辨識出病原的六個月內製造出約160億劑疫苗。

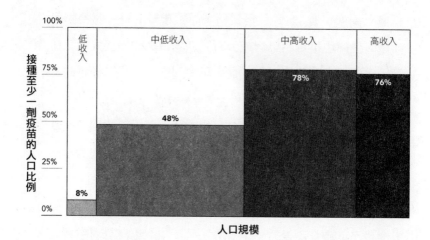

疫苗分配不公：截至 2021 年 12 月，富裕國家民眾的新冠疫苗接種率遠高於低收入國家。圖中每個直條的寬度代表在全球人口中的比例。[26]（Our World in Data 網站）

克服兩大難題，建立疫苗製造生態系

讓我們來探討一下要如何製造出足夠全球人口使用的劑量，首先來看看疫苗是如何定價的，我們又能如何降低價格。

研發新產品所費不貲，因此研發新疫苗的公司會想以富裕國家可負擔的高價賣出，盡快回收成本。就算原本的製程大大增加了疫苗的價格，也沒有太多動力重新設計，因為這樣又得再經一次審核程序。

有幾種疫苗所採取的解決方案，是與開發中國家的製造商合作，製造預防同樣疾病的新疫苗，但確保能壓低製造成本。這樣做比重新研發疫苗容易多了，因為你知道疫苗可以作用，也知道你想要誘發什麼樣的免疫反應。

五價疫苗（可以預防五種疾病的疫苗）就是很好的例子。這類疫苗中使用最廣的於2000年初期問世，但只有一家藥商投入製造，每劑3.5美元，這對中低收入國家來說是很高的價位。[27]蓋茲基金會和夥伴與兩家印度的疫苗公司Bio E.和血清研究所合作（這兩家公司最近也開始製造新冠疫苗），研發世界各國都買得起的五價疫苗。這些努力將疫苗價格壓低到每一劑1美元，也大幅增加了疫苗施打率，讓每年超過8,000萬名嬰兒可接種三劑，施打率是2005年的十六倍。[28]

類似協議也造就了預防兩種兒童主要致死疾病的新疫苗：輪狀病毒與肺炎雙球菌（會引發嚴重呼吸道疾病）疫苗。同樣設立於印度的血清研究所和巴拉特生技，都製造出便宜的輪狀病毒疫苗，現今印度境內每個兒童都能接種。許多非洲國家也使用了這些疫苗，而這兩家公司都致力研究如何讓這些疫苗在最貧窮國家也容易施用。在我下筆之際，印度正宣布要推廣肺炎雙球菌疫苗，讓國內接種率從原本低於50%，增加至全國都能接種，這個決定每年可以拯救數萬名兒童的性命。[29]

過去二十年來，蓋茲基金會是開發中國家疫苗製造的最大資助者。我們從經驗中學到，要在這些國家創造出完整的疫苗製造生態系，還有很長的路要走。但這些障礙是可以突破的。

首先要解決的是取得許可證的問題。WHO必須核准所有聯合國單位（例如COVAX）購買的疫苗。疫苗如果先經美國、歐盟或其他幾個國家的政府核准，那麼WHO的核准過程就會快很多。否則WHO的審查程序就會很徹底，可能要花上一年之久（雖然WHO正試圖加速所有核准程序）。

印度與中國的疫苗製造業都很興盛，他們正試著申請新的審查制度，讓WHO可以用更快的速度審核疫苗。一旦通過，這些國家製造的疫苗和其他新發明就能用比現在更快的速度為他國所用。非洲的地區組織正與WHO和其他夥伴合作，試著改善非洲的審查制度，而政府也開始採行疫苗的國際標準，這樣製造商就不用配合不同國家的不同需求。

除了核准程序以外，還有另一個挑戰：疫苗製造商在沒有疫情的時候需要製作其他產品，否則會有關門危機。一旦研發出對治瘧疾、結核病和愛滋病的新疫苗，他們就能增加疫苗的市場規模，為新的製造商也創造機會。與此同時，其他國家可以承擔「填充包裝」的工作，將他處製造的疫苗裝進玻璃瓶裡後分發配送。

我曾於2000年代中期前往越南，造訪了一家偏鄉診所，希望能親身體驗當地的醫護人員面對的困難。我一直熱衷資助疫苗，尤其想知道業界所謂遞送疫苗的「最後一里路」是什麼情況，也就是將疫苗從儲藏中心送往偏鄉診所，最後讓病患能接種的過程。

當時，診所剛收到新一批我在第三章提到的輪狀病毒疫苗，但問題來了。一名醫護人員為了示範，想把幾個玻璃瓶放進攜帶式冷藏箱（疫苗人員在訪查民眾時用這些冷藏箱攜帶疫苗）。

但新的玻璃瓶根本裝不進冷藏箱裡。

這聽起來似乎很瑣碎，其實是很大的問題。大部分疫苗在從工廠到終點的運送過程中，若沒有低溫儲藏（通常是攝氏2到8度），就會失去效力。診所如果無法冷藏藥瓶，疫苗就會失效，只能廢棄（以適當溫度儲存疫苗的過程，就是所謂的「冷鏈」）。

輪狀病毒疫苗的製造商不久後就改變玻璃瓶大小，解決了問題，但這件事讓我親身目睹關於疫苗的關鍵議題：將疫苗送往世界各角落需要的人，這個過程是物流上的一大挑戰，就連玻璃瓶大小這種小細節也可能讓一切心血付諸流水。

還好目前冷鏈和運送疫苗的其他障礙，在全球大部分地區都解決了。如今85%的兒童都至少接種了三劑前面提到的五價疫苗。但如何讓剩下的15%兒童接種，則是一大挑戰。

為了確保每名兒童都能得到全球多數人都在接種的基本疫苗，也為了阻止更多疫病演變為全球大流行，我們必須能將疫

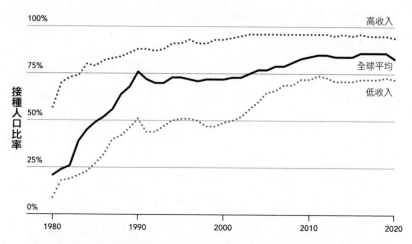

全球兒童疫苗接種率創下新高：自 1980 年以來，接種三劑白喉、破傷風和百日咳合併疫苗（DTP3 疫苗）的兒童比率已大大增加。[30]

苗送往各個角落，就連最偏僻的地區也不例外。讓我們來看看疫苗如何從工廠一路送到病患手上。

　　視目的地而定，一箱疫苗在一路上的停駐站可能多達七個。包裝好的疫苗會先以海運或空運送往某個國家的國家儲存中心，接著送往大區域的儲存設施，再接著送往中區域，然後送往小區域，最後來到社區中心。醫護人員會裝好一袋疫苗，前往偏遠地區，挨家挨戶幫民眾接種。

　　這一路上不管在哪個環節，無論是在物流中心，或是中間的運送過程，疫苗都要保持在適當的溫度下。任何物流中心都可能出現停電的情況，冰箱停止運轉，疫苗可能就會失效。

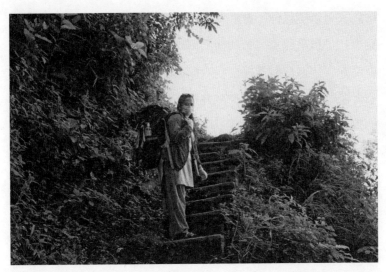

尼泊爾一名醫護人員每天都要走好幾公里的路，將疫苗遞送至偏遠地區，路途往往崎嶇陡峻。[31]

輝瑞的mNRA疫苗必須儲存在攝氏負70度（或華氏負94度）下，這在連冷藏都是問題的開發中國家難以實行。

疫苗最後能送達所有需要的人手上，要歸功願意帶著疫苗走完「最後一里路」的醫護人員，這項工作需要精準度與耐力，往往每天都要來回走好幾公里路程，路上也有許多風險。端看施打的是哪種疫苗，他們準備每一劑疫苗時可能都需要以溶液稀釋，小心拿取正確的量。在過程中可能會被針戳到、要小心不拿到假貨，也必須仔細記錄哪些人接種過了。

要解決這些問題是個大工程。注射器內建的自動失效安全功能，可以確保你不會戳到自己，或重複使用。這些注射器確實拯救了無數兒童，幫助他們預防百日咳和其他疾病，但新冠疫情期間，以注射器接種新冠疫苗的需求大增，常規疫苗服務窒礙難行。聯合國兒童基金會和其他組織於是介入處理，確保能生產足夠的安全注射器，且分配合宜。

印度的疫苗人員使用一種新型攜帶式冷藏箱，可以預防保冷箱裡的冰塊太冰，導致疫苗結凍。研究人員也在研發新的疫苗配方，讓疫苗無須在運送的每個步驟都得冷藏。他們試圖減少運送費用，讓包裝變得更小，以節省冰箱內需要的空間，同時也研究如何簡化醫護人員的手續，而不用在現場以粉末和溶液調製疫苗。

疫苗人員可以利用玻璃瓶上的條碼，以手機確認疫苗的可靠性，就像你在餐廳掃描QR碼提取菜單一樣。玻璃瓶被掃描後，衛生官員就能追蹤使用了多少疫苗，這樣他們就能知道診所的疫苗何時快要缺貨，需要補充。

我們也可以改善接種疫苗的方法，例如用布滿細針的小貼布取代針筒（就像戒菸者用的尼古丁貼布），這樣施打疫苗的過程對每個人都更安全，也可能讓疫苗的運送更容易。你可能在本書或別處讀到，疫苗的主要目的是避免重症與死亡，而非預防疾病本身。當然這還不夠理想：最完美的疫苗應能完全預防感染，這樣就能大大減少病毒傳播，因為只要接種疫苗就不會把病原傳給別人。麻疹疫苗就是很好的例子：打了兩劑以後，你就能得到97％的保護，讓你不受感染。[32]

我們的長期目標，是讓其他疫苗也能提供這種程度的保護力，其中一個特別有潛力的方法，是以不同方式接種在不同的身體部位。想像一下新冠肺炎是如何感染的，病毒透過鼻腔和呼吸道進入體內，附著在黏液上。在你的臂膀上注射疫苗，不會讓你的黏膜細胞製造太多抗體。我們若能研發出鼻噴劑或口服液體的疫苗，也許更能達到這個目標。

人體鼻、喉、肺部和消化道內的潮濕表面都有一些特別抗體。這些抗體比血液中的抗體擁有更多可用來抓住病毒的部位，獵捕病毒的效力更強（我讀到一篇尚未發表的研究論文，顯示至少在老鼠體內，這些細胞可以提供10倍的保護力）。

未來你可能可以用吸劑或口服來接種疫苗，加強體內免疫力，預防重症或死亡，同時也增加黏膜表面的免疫力，這樣就能減少病毒藉由呼吸、咳嗽或噴嚏傳播。在電影《全境擴散》（Contagion）裡，賴瑞·布萊恩（Larry Brilliant）和其他科學家被問到假設要防治某個病毒，他們想像中的疫苗會是什麼，他們選擇了鼻噴劑，理由是：「這種疫苗容易在全球生產、分配和運送。」[33]

阻斷劑加疫苗，令人期待的新發展

除了用這些新方法運送疫苗，我們也應該追求另一種可能性：將阻斷感染的藥物與疫苗合併使用。藥物可以提供短期保護，疫苗則擔任捕手的角色，可以長期預防嚴重傳染病。疾病傳播速度特別快的時候，你可以服用藥物，但藥物若無效，或服用得不夠頻繁，疫苗還是可以預防你生病入院。

這些藥物背後的科學仍在發展早期，但若能進展到可以快速研發這些藥物（就如目前的mRNA疫苗），而這些藥物又能以鼻噴劑或口服施用，就可以成為遏止疫病爆發的一大利器。

這些藥物若夠便宜、效果夠持久（幾美分一個劑量就可以維持30天以上），也許就能用來預防季節性的呼吸道感染。每個學童都可以在每個月初服用一劑。你甚至可以設立鼻噴劑站，讓民眾每幾週就來接受一劑。

我稱這一類型藥物為阻斷劑，目前的發展令人期待。舉例來說，Vaxart公司流感口服阻斷劑的實驗結果亮眼，他們也正在研發新冠肺炎的類似用藥。考慮到可能為新舊疾病帶來的重大突破，這類藥物受到的重視實在不夠。政府和製藥公司必須投入更多資源研究，並特別努力讓低收入國家跟富裕國家一樣，都能以實際合理的價格購買。

然而倘若民眾拒絕接受，這一切都是枉然。我每次跟科學家、從政者或記者討論阻斷劑或疫苗時，每個人心裡都掛念同一件事：疫苗疑慮。我猜想有一天我們也得面臨阻斷劑疑慮。

如何突破疫苗疑慮

研究疫苗疑慮的科學家已經對這個現象得到些許了解，包括這種態度並不是單一原因造成的。恐懼和懷疑絕對是理由之一。此外，也與民眾對政府的信任程度，是否相信自己能得到及時而準確的資訊有關。舉例來說，許多美國黑人普遍懷疑政府在醫療議題上的意圖，這也情有可原。美國公共衛生局花了長達四十年的時間進行惡名昭彰的塔斯基吉梅毒實驗（Tuskegee Study），這個駭人的試驗研究了梅毒對數百名黑人的影響，但完全不告知診斷結果，甚至在試驗進行至第十一年時療法問世，研究人員也沒有告知，更別提給予治療了。

也有些社會經濟的因素，與恐懼、懷疑或錯誤資訊無關，例如你是否能前往疫苗站。許多人沒有交通工具，無法前往好幾公里遠的診所。他們可能無法曉班，或找不到人看顧小孩。對必須到很遠地方接種疫苗的女性來說，安全也是一項考量。

但多年來我學到一件事，就是對那些心存疑慮的人來說，你不能只是把更多事實丟給他們，就希望他們能被說服。你必須想辦法貼近他們，這是個比喻，也是實際上的做法。

這表示疫苗必須讓民眾可以負擔，或完全免費，並讓民眾能在方便的時間到鄰近處接種。民眾若看到從政者或名人接種疫苗，也會有幫助。而最重要的，也許是民眾必須能從可信賴的消息來源聽到事實，例如宗教領袖，或他們已經認識的地方衛生人員。

在尚比亞，任何人若想得到正確的資訊，都可以轉到電台FM 99.1。天主教修女雅絲川達‧邦達（Sister Astridah Banda）也兼任社工，在電台主持「新冠肺炎覺醒計畫」談話節目，和來賓討論以防治新冠肺炎為主的健康議題，也回答來電民眾的問題。雅絲川達修女不是醫生，但熱心推動公共衛生。新冠肺炎蔓延至尚比亞時，她注意到大部分的公共衛生告示都是英文。雖然英文是尚比亞的官方語言，但許多人只會說地方方言，就會錯過這些資訊。她於是聯絡亞采尼社區廣播電台，要求讓她在廣播節目中將公告翻譯成地方語言，並且分享其他與病毒有關的資訊。如今，她的節目聽眾多達150萬人。

無論是什麼疾病爆發，這世上都需要更多像雅絲川達修女這樣的人，願意為了公眾利益而努力付出。

要增加疫苗接種率，供給與需求兩者缺一不可。必須有足夠的疫苗，也要有足夠的人願意接種。誠如我在本章所說，新政策與新科技可以幫助我們製造足夠疫苗，運送給所有人，而確定有足夠的需求也同樣重要。

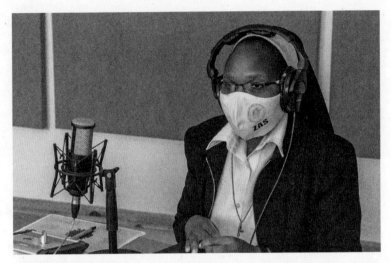

天主教修女邦達也兼任社工，在尚比亞路沙卡市的亞采尼社區廣播電台分享有關新冠肺炎的資訊。[34]

六個優先事項，做出更好的疫苗

總結本章有兩個重點：第一，儘管新冠肺炎很可怕，我們能這麼快製造出疫苗著實幸運；第二，疫苗能帶來多少好處，我們目前只瞥見一點皮毛而已。我們不能假設下次也能這麼幸運，更何況除了對抗大流行病的威脅，疫苗也可以是拯救性命的一大利器，因此全世界應該把眼光放遠，大力投入做出更好的疫苗。

我認為資助和研究疫苗應有六個優先事項：

- **廣效疫苗**：多虧 mRNA 疫苗的進展，我們應能製造出對治同樣病原不同變異株，或不同病原的疫苗。未來的疫苗也許可以預防冠狀病毒、流感和呼吸道融合病毒，運氣好的話，我們甚至有可能完全消滅這三種病毒家族。

- **單劑疫苗**：新冠疫苗最大麻煩之一，就是需要接種好幾劑。就算是方便前往診所或藥局，或不需要照顧小孩的人都會感到困擾，對有些人來說更是一大障礙。現在已在研發階段的新疫苗可以讓你只打單劑，就得到與現在雙劑疫苗相同的保護；我認為這是個可達到的中期目標。理想的疫苗應該要能提供終生保護，而不需要每年加強，因此我們要做更多免疫相關的研究，找出提供長期保護的方法。

- **提供完整保護的疫苗**：現有最好的新冠疫苗可降低染病風險（在我下筆之際，降低風險的程度不一），但無法完全預防。我們要是能夠製造出可以提供完整保護力的疫苗，讓我們的黏膜組織（包括口鼻部位）得到更多的保護，就能大幅降低疾病的散播，突破性感染也會成為歷史名詞。

- **不再需要冷藏運送**：疫苗如果不需要隨時保持冷藏，運送起來會更容易，尤其在開發中國家。研究人員至少從 2003 年就開始試著解決這個問題，但目前還沒找到完美的解決之道。若能做到這點，就能顛覆貧窮國家的疫苗運送情況。

- **民眾可輕鬆自行服用或使用**：疫苗和感染阻斷劑若能做成藥錠，或能用鼻噴劑吸入，就會比使用針筒還容易施用。我先前提到的細針貼布也可以取代針筒，你可以在超市買回家自己貼，不用醫護人員把針筒戳進你的手臂，而且這種貼布可能也不用冷藏。研究人員已經在測試這類麻疹疫苗的原型，雖然進展很快，還是要花一段時間與心力，才能讓這類產品上市、量產，並將貼布技術應用在其他疾病上。

- **擴大生產**：要讓這些突破帶來實質影響，光是研發和核准是不夠的。我們還需要能在六個月之內大量生產，足夠全球使用。要達到這個目標，需要能在世界各國製造疫苗，包括那些疫情最嚴重的地區。我們也需要發揮創意，讓這些新工廠即使在沒有疫情威脅的情況下也能繼續營運。

第七章

不斷演練，
增強防疫實力

疫病大流行的風險，高於全面戰爭的風險，

透過模擬演習及早預作準備，

才不會犯下一個典型錯誤：永遠在打上一場仗。

在 2015年7月，一篇《紐約客》的文章在美國西岸引起廣大的矚目。我就住在西雅圖郊區，記得當時我把文章轉發給朋友的同時，電子郵件信箱裡也收到其他朋友轉寄來同一篇文章。那年夏天，那篇文章成了大家茶餘飯後的話題。[1]

記者出身的撰稿人凱瑟琳・舒茲（Kathryn Schulz）以這篇標題名為〈真的會來！大地震摧毀西北沿海大片地區只是遲早問題〉的文章，贏得普立茲獎。她在文中指出，從加拿大一路延伸到華盛頓州、俄勒岡州和加州北部的大片沿海地區，就坐落在「卡斯卡底隱沒帶」（Cascadia Subduction Zone）附近。卡斯卡底是太平洋底下一道1,000公里長的斷層，兩大板塊在此交會，其中一個板塊不斷往另一個板塊下方移動。

隱沒帶的地質條件本來就高度不穩定，很容易引發地震。地震學家估計，卡斯卡底隱沒帶平均每243年就會發生一次大地震，而上一次大地震發生在1700年左右。243年的週期只是平均值，卡斯卡底大地震之間的週期也可能遠超過243年。但當我們這些美國西北沿岸的居民讀到這篇文章時，沒有人能忽略一個事實：卡斯卡底已經有超過315年沒發生地震。

文章引述科學家預測的可怕結果：卡斯卡底大地震和因此引發的海嘯，可能導致近13,000人死亡、27,000人受傷、100萬人流離失所。要是地震不巧發生在夏天，西岸海灘上擠滿了遊客，人命傷亡將會更慘重。

　　為了測試太平洋西北地區是否已做好地震防災準備，美國
聯邦政府責成一系列週期性的大規模演習，取名為「卡斯卡底
翻身」（Cascadia Rising）。[2] 2016年的演習有來自幾十個政府機
構、軍方、非營利組織和企業參加，動員了成千上萬人，事後
還製作冗長的報告，詳述演習成果，列出實際操演過程中的一
系列心得，其中這樣寫道：「因應重大災難需要做出的應變，
和我們以往所見的應變措施完全不同……大規模的應變措施
必不可少。」下一次的卡斯卡底翻身演習，將會在2022年夏天
舉行。

　　我很希望可以向大家說，卡斯卡底翻身演習已帶來重大改
變，目前太平洋西北地區已做好應付大地震的萬全準備。可惜
這不是事實。首先，要翻新那一大區域的建築，讓全部（哪怕
就只是大部分）建築有足夠的耐震度，成本都高得嚇人。

　　不過，這些演習還是值得的，至少政府以行動讓民眾開始
關注這方面的問題。

防疫如同作戰

　　技術演習（drill）與模擬演習（exercise）雖然都是一種演
習方式，但在災害管理領域，做法卻截然不同。

　　技術演習是針對系統的單一應變功能或技術進行操演，例

如測試建築物的火災警報器是否正常運作；確認建築物內人員
都知道如何快速逃生。

複雜度比技術演習更高一級的是「桌上型演習」（tabletop
exercise），以討論方式做兵棋推演，找出問題所在，並加以解
決。而比桌上型演習再高一級的，是「功能性演習」（functional
exercise），模擬真實災難，以測試整個系統的運作情況，但不
會調動人員或設備。

等級最高也最複雜的演習則是「全面性演習」（full-scale
exercise），卡斯卡底翻身演習即屬於這一類，會實際調度資
源，並盡可能接近真實災難情況，包括有人假裝生病或受傷、
出動車子運載人員和設備救援等等。

從開始了解大流行病的準備與防治以來，我一直很訝異，
全球竟然沒有任何系統性且持續進行的全面性演習，可以測試
我們發現和應對疫病爆發的能力。[3]正如WHO的流感準備計畫
在2018年發表的疫病爆發演習指南中指出：「世界各國都投入
相當大精力與資源，制定因應全國性流感大流行的準備計畫，
以培養這方面的能力。但計畫要能有效實施，必須有定期測
試、驗證和更新的機制，也就是模擬演習。」

針對疫病爆發的桌上型演習和功能性演習是不少，但模
擬流感或冠狀病毒爆發的全國全面性演習，卻寥寥無幾。*第
一個舉行類似演習的國家似乎是印尼，2008年該國在峇里島舉

防災演習種類

技術演習 〉	桌上型演習 〉	功能性演習 〉	全面性演習
測試系統的 單一功能	以討論方式做 兵棋推演	模擬災難	接近真實情況

以規模、複雜度、逼真度區分

行了疫病爆發的全面性演習。至於針對世界各地區的全面性演習，就付之闕如了。[4]

　　這類模擬演練的詳情，外人有時很難得知（有些結果被政府視為機密，尤其當舉行的是全面性演習），但歷來的疫病爆發演習成效看來有好有壞。表現好的有越南，越南經常舉行不同複雜等級的演習，一發現問題就積極行動、加以解決，因此在新冠肺炎爆發時準備得特別充分。

---

* 針對動物傳播的疾病進行全國性演習倒是有聽過，例如 2001 年爆發災難性的口蹄疫後四年，英國和五個北歐國家曾舉行模擬演習，測試相關單位是否已為因應下次疫情做好準備。

但在其他國家，這類演習過後並未及時解決問題，而等到問題發生再來因應為時已晚。

舉例來說，英國在2007年和2016年曾分別舉行名為「冬之楊柳」（Winter Willow）和「天鵝座」（Cygnus）的演習，兩次演習都是針對流感疫情的爆發。[5]天鵝座演習特別凸顯出政府在因應疫情方面準備不足，相關單位當時提出了一系列建議，卻被政府歸為機密文件，然後束之高閣。在新冠疫情爆發後那一年，才被《衛報》揭發出來。

發現漏洞很重要，更重要的是補上缺口

2019年，美國也發生過類似情形，當時政府舉行一系列名為「赤色傳染」（Crimson Contagion）的演習，目的在於因應一個問題：萬一爆發新型流感病毒，美國是否已做好準備？[6]

赤色傳染演習由美國衛生及公共服務部（Department of Health and Human Services）召集，分兩階段進行，第一階段是在1月至5月間舉行一系列研討會和桌上型演習，有各級政府部門、民營企業和非政府組織的人員齊聚一堂，討論因應流感病毒爆發的現有措施。

第二階段是測試這些措施的功能性演習，在2019年8月舉行，演習為期四天，參與者模擬有一批到過中國的旅客罹患一

種由病毒引起的呼吸道疾病；這批旅客是從拉薩市的機場飛到中國其他城市，再各自轉機返回自己的國家。

這種病毒的傳染性被設定成和1918年西班牙大流感的病毒株一樣強，但致命率稍低一些。病毒很快人傳人，美國首例個案在芝加哥出現之後，疫情迅速擴散到其他主要城市。

在演習開始的時候，模擬場景設定在美國發現第一個病例後的第47天，美國西南部、中西部和東北部各地都有中等至高等的病例數。根據電腦模型的預測，美國將有1.1億人受病毒感染，700多萬人住院，58.6萬人染疫死亡。

接下來的四天，與會者討論那些在當時不熟悉抗疫工作的人聽來應該是很陌生的決策，例如：隔離、個人防護裝備、社交距離、學校停課、公共宣導、採購和分配疫苗等。當然，這些術語如今已成為我們的日常。

赤色傳染的功能性演習規模相當驚人，總計有19個聯邦部會和機構、12個州、15個原住民部落和培布羅印第安村莊、74個地方衛生部門、87家醫院，以及上百個民間團體參加。演習結束後，參與人員聚在一起檢討，發現現有措施在某些方面效果很不錯，但不足的地方更多，在此僅舉幾項說明，讀者一定會覺得似曾相識得驚人。

在這場演習中，相對於其他單位該做的事，沒人知道聯邦政府的職責是什麼，衛生及公共服務部也沒有明確權力可以指示聯邦政府如何因應。相關單位既沒有足夠經費可採購疫苗（模擬場景中的病毒株已有現成疫苗，只是民眾還未接種），州政府也不知道應該從哪裡獲得準確的資訊、各州對於如何運用呼吸器等珍貴物資的規劃更是大相逕庭，有些州甚至根本沒有任何規劃。

有些錯誤低級得可笑，簡直像HBO情境喜劇《副人之仁》（*Veep*）裡的橋段，例如聯邦機構毫無來由更改電話會議名稱，讓相關人員一頭霧水；有時候，會議名稱被寫成令人無法辨識的縮寫，導致許多人沒有出席。本來就已人手不足的州政府，一方面要應付各種電話會議，另一方面還得自行規劃因應措施。

有一點很能反映問題所在，在政府發表的赤色傳染演習官方檢討報告中（發布時間為2020年1月，正是新冠肺炎病例開始攀升之時），「診斷」（diagnostics）一詞在長達59頁的報告中只出現過三次，報告僅指出，診斷工具將是疫病大流行時不容易取得的各項物資之一。果不其然，短短幾星期後，美國沒有能力擴大嚴格篩檢的悲慘狀況就暴露無遺。因為很重要，這裡要再強調一次：美國的篩檢量能嚴重不足，遠遠落後其他國家的水準，堪稱這次全球疫情的最大失誤之一。

赤色傳染演習並非測試美國是否已做好因應疫病爆發準備的第一場演練，拔得頭籌的應該是一場名字有點不吉利的桌上型演習，叫做「暗冬行動」（Dark Winter）。這場為期兩天的演練於2001年6月在華府的安德魯茲空軍基地（Andrews Air Force Base）舉行。

令人意想不到的是，暗冬行動並不是由聯邦政府所主導，而是一些獨立機構主動發起的。這些機構的領導人因日益擔心美國很有可能遭到生物恐怖攻擊，因此藉由演習凸顯這方面的問題，希望引發關注。

暗冬行動假設某個恐怖組織在費城、俄克拉荷馬市、亞特蘭大等地釋放天花病毒，導致3,000人受到感染。不到兩個月，染疫人數已攀升到300萬人，造成100萬人死亡，而且疫情毫無趨緩跡象。[7]我認識的某位觀察員評論說，這場演練的結果是：天花病毒得分，人類戰敗。

此後，舉行過的演練還有：2005年同樣模擬天花病毒攻擊的「大西洋風暴」（Atlantic Storm）、2018年模擬新型流感病毒爆發的「X演化支」（Clade X）、2019年同樣模擬新型冠狀病毒爆發的「201事件」（Event 201）*，以及2020年慕尼黑安全會議（Munich Security Conference）中，模擬以基因改造流感病毒發動的生物攻擊演習。

---

* 蓋茲基金會是「201事件」的贊助者之一，有些陰謀論者認為，這場演習竟能準確預測新冠肺炎的爆發。主辦單位已明確表示，這根本不是什麼預測，而且是在當下就已經這麼說。主辦單位的相關聲明請至：centerforhealthsecurity.org。

美國的這幾場演習，雖然在設想的場景、進行的方式、使用的方法等面向不盡相同，卻有三個共同點。

首先，得出的結論基本上一致，即美國和全球多數國家防堵疫病爆發和預防大流行的能力遠遠不足，因此提出了各種彌補缺口的方法。

第二，這些演習並未促成任何重要改變，美國並未針對疫病爆發做好更充分的準備。雖然聯邦和地方機構確實做了一些調整，只要看看2019年12月之後發生的事，就知道縱使有些改變，也還是不夠的。

第三，除了赤色傳染演習以外，其他演練全都只在會議室裡進行，沒有一次調動真實資源（人員或設備）。

從過去的經驗看來，全面性演習舉行的頻率，遠遠不及桌上型演習和功能性演習，原因不難理解，這類演習成本高、費時，又勞師動眾。此外，有些公衛人士認為，為了避免疫病大流行帶來全球災難，最佳的備戰方法，就是模擬如何避免小型疫病爆發，也就是不需要特別針對較大規模的疫病流行或大流行做準備，例如供應鏈中斷、經濟停擺、元首出於政治因素干預防疫措施等。

只能說在2020年以前，全球疫情大流行的威脅對大多數人來說實在太遙遠了，才會認為不值得為此勞民傷財，舉行接近真實災難的全面性演習。

有些事無法靠任何創新，
必須靠政策制定者主動改變

　　如今，新冠疫情已持續兩年多，要提出這樣的主張就容易得多：我們應該舉行更多全面性演習，測試是否已為下一次疫病大流行做好準備。

　　在大多數國家，這些演習可以由國家公共衛生機構、緊急應變中心和軍事領袖主導，我在第二章說明的GERM小組，可以擔任顧問和負責審核。至於低收入國家，就得靠國際社會協助提供資源了。

　　針對疫病爆發進行全面性演習，究竟可以如何發揮作用？主辦方通常會選擇一個城市，模擬當地正在經歷一場可能蔓延至全國或全球的重大疫情，演習過程中，觸及的問題包括：檢驗病原體的診斷方法和工具多快可以開發出來、大量生產，並送到有需要的地方？政府有沒有能力妥善、快速地向公眾發布準確的資訊？地方衛生官員如何處理隔離的問題？還有萬一供應鏈斷鏈、地方衛生機構做出爛決策、政治人物干預抗疫措施時，該如何處理？經過這次疫情，我們知道這些問題都有可能發生。

　　透過全面性演習，相關單位就可針對案例通報和對病原體進行基因定序，建立起完善的系統；招募志願者測試非藥物介入措施，並根據疾病的傳播方式進行調整；從中了解當重大疫情真的發生，經濟有可能受到什麼影響。

如果病原體一開始是透過人類與動物的接觸傳播，這類演習就會評估政府處置動物的能力。*就以透過雞傳播的禽流感來說，由於靠養雞維持生計的人很多，他們會抱著僥倖心理不捨得撲殺，那麼，政府有沒有經費可以補償雞農的損失？要用什麼機制來補償？**

為了讓演習更逼真，可利用軟體隨時製造意外事件，打亂原本計畫，看看大家如何因應，也可用軟體追蹤整個模擬演習的情況，記錄下人員所採取的行動，並在事後做審核評估。

GERM小組除了給各國的演習計畫提供意見，還可以透過其他方式評量各國的準備是否充分，例如檢視某國的衛生體系在監測和因應非大流行病方面的表現，如果當地是瘧疾流行地區，衛生體系能多早發現大規模的爆發？或者針對肺結核和性傳染病，衛生體系能否有效追蹤採檢陽性者的接觸史？這些資訊本身不會解答研究人員想知道的所有問題，卻能提供線索，讓人注意到衛生體系中的弱點。在面對疫病大流行威脅時，愈能有效監測、通報和控制地區性流行病的國家，受到的衝擊也會比較小。

GERM小組最重要的作用，是從演習和其他防範措施中提煉心得，記下從中蒐集到的建議，例如加強供應鏈的方法、各國政府之間更好的協調模式、改善藥品和其他物資分配的協議等，然後敦促全球領袖把這些心得轉化為行動。我們已經看到在暗冬行動、赤色傳染演習和其他疫病爆發演習過後，情況根本沒有多大改變。

很遺憾的是，要確保這些演習檢討報告不再只是放上某個網站後從此被遺忘，沒辦法靠任何創新，只能靠政治領導人和政策制定者的主動改變。

想知道全面性演習的規模可以有多大，就讓我們來看看兩個災害防救演習的案例，先從規模較小的說起。

2013年夏天，佛羅里達州的奧蘭多國際機場舉辦了一場模擬空難的演習。聯邦政府的規定，在美國境內的機場，每三年都要舉辦一次這種全面性演習。根據《機場改進》（*Airport Improvement*）雜誌的報導，演習模擬的是一架載有98名乘客和機組人員的噴射客機，因液壓系統發生故障，撞上距機場一公里外的一家旅店。[8]

參加演習的人員包括600名扮演受害者的志工、400名急救人員，以及來自16家醫院的工作人員，演習地點是一處配備有

---

* 2020年11月，丹麥政府因為擔心新冠變種病毒會從水貂傳染給人類，下令撲殺1,500萬隻水貂。

** 欲進一步了解專家對演習內容的建議，可參閱世界衛生組織文件《A Practical Guide for Developing and Conducting Simulation Exercises to Test and Validate Pandemic Influenza Preparedness Plans》，網址：who.int。

三架飛機的訓練場所，現場有一座四層樓高的建築，供消防員練習撲滅真的火災。相關機構的要員必須確認由誰發號施令，急救人員也必須對傷患進行檢傷分類，能現場救治的就現場解決，不行的就送往醫院，保全人員則要維持圍觀人群的秩序，還要有人通知受害者的親友和家屬，以及向新聞記者發布最新消息。透過這場演習，他們發現了一些需要改進的地方，花費約10萬美元。

另一場更大規模的全面性演習，是美軍在2021年8月舉行的近三十幾年來最大規模的海軍演訓活動，為期兩星期，參加人員包括海軍和海軍陸戰隊的軍人。演習名稱就叫做「2021年全面性演習」，聽來平凡無奇，模擬的卻是同時跟世界兩大強國作戰，演習地點橫跨17個時區，動員人數超過25,000人，動用了虛擬實境技術，讓相關人員能從遠端參與，並把全球各地的部隊串連起來，即時共享資訊。[9]

用戰爭演習來類比瘟疫演習並不完全恰當，畢竟抗疫和抗戰不同，國與國應該攜手合作，而不是彼此對抗。而且，疫病爆發演習有一點跟軍演很不同，就是可以開放公眾參與，提高能見度，讓這類演習就像消防演習一樣稀鬆平常。

話雖如此，這場2021年全面性演習的雄心還是很令人讚嘆。這次演習還創造了一個機會，讓散布全球各地的機構能共享資料，再據以快速做出共同決策。看到這次演習的過程，你很難不去想：要預防疫病再次大流行，我們就是需要這種規模的演習。

防疫演習模範生：越南

有一個很好的演習典範，是越南在2018年8月舉行的疫病爆發全面性演習，目的就在於檢視衛生體系是否能夠及時發現到有傳播疑慮的病原體，這場演習巨細靡遺，縝密的安排令我大為佩服。[10]

主辦單位請了四名演員來扮演感染者、家屬，以及跟感染者接觸過的人，演員先拿到劇本，上面有醫務人員需要知道的重要資訊（醫務人員知道這是一場演習）。第一天，由演員扮演的54歲商人來到越南東北廣寧省一家醫院的急診室，訴說乾咳、疲倦、肌肉疼痛和呼吸困難等症狀，醫生詳細問了他的旅遊史，發現他最近去過中東，很有可能在那裡感染了MERS冠狀病毒，光憑這點，加上他的症狀，就足以構成將他住院隔離的理由。

這個令人憂心的病例在幾分鐘內就上報到指揮系統上層，不久，快速反應小組的人就來到醫院和商人住處。扮演家屬和接觸者的演員接受了咽喉拭子採檢，拭子再替換為有MERS病毒的樣本。雖然樣本並沒有真的送到實驗室化驗，但主辦單位還是等了一段時間，相當於實驗室人員真的進行化驗、確認為MERS陽性病例，並且送回採檢報告之後，才繼續進行下一個步驟。

這次演習並非毫無缺失，主辦單位在過程中發現了一些不足之處。要是真的毫無缺失也太奇怪了，演習重點就是從中發現漏洞，更重要的是把缺口補起來。

相對於世界各國應該進行的全國性和區域性全面性演習，越南這場演習的規模相當小，但已具備了許多必要的環節。如果有更多國家、更多地區能舉行這樣的演習，我們就不會犯下這個典型錯誤：永遠在打上一場仗。

我們很容易會以為，下一個重大病原體的傳染性和致死率都會跟新冠病毒差不多，也一樣會對mRNA疫苗這樣的創新解方有反應。然而，萬一不是呢？沒有任何生物學上的理由，可確保下一個病原體不會更致命，有可能在我們察覺有人發病之前，就已有數百萬人染疫，病毒早已悄悄擴散，我們的身體可能沒辦法靠中和抗體去打敗它。透過瘟疫演習，我們就可以測試各種類型的病原體和場景，畢竟下一次疫病爆發時什麼都有可能出現。

既然疫病大流行的風險，比爆發全面戰爭的風險還要高，全球應該至少每十年舉行一次由GERM小組主導的全面性演習；同一期間，各地區也要各自舉行一次大型演習，並請

GERM專家小組擔任顧問，而各國則應該與鄰國聯合舉辦較小型的聯合演習。

　　未來演習所產出的檢討報告，應該不會再像之前那樣被束之高閣，因為一朝被蛇咬，十年怕草繩，這個理由足以讓我們懷抱希望。在新冠疫情初期，許多專家都認為，經歷過2003年SARS疫情的國家，在這次大流行會因應得比較好，因為知道情況會變得多糟，這些國家無論是在政治、社會，還是心理上，都會採取一切必要措施來保護自己。事後證明這個推論沒有錯，2003年SARS疫情最嚴重的中國大陸、香港、台灣、加拿大、新加坡、越南和泰國等地，在新冠疫情剛開始的時候，大多能迅速且果斷地應變，所以在疫情爆發後超過一年的時間裡，可以把確診數控制在一定範圍內。

　　赤色傳染、暗冬行動等演習之所以沒有發揮更大影響力，也許是因為疫病爆發的場景在當時感覺太遙遠了，至少大多數民眾和政治人物都很難想像那種情景。現在，某種病毒在全球散播、造成幾百萬人死亡、導致幾兆美元經濟損失的概念，對所有人來說都變得十分真實。對於疫病大爆發，我們至少應該像對待地震和海嘯那樣嚴陣以待。要避免像新冠肺炎這樣的大流行病再度發生，就得要不斷的演習，及早監測並攔截到病原體，確實了解衛生體系中有哪些部分需要改進，即使必須排除萬難，也要努力做出改變。

如何因應生物恐怖攻擊

到目前為止，我都只提到自然發生的病原體，但瘟疫演習還必須涵蓋另一種更令人不安的情況：有人故意釋放病原體，目的在於殺死或重創大量人口，也就是所謂的生物恐怖攻擊。

人類以病毒和細菌做為武器已有悠久的歷史，1155年，神聖羅馬帝國皇帝腓特烈一世圍攻托爾托納（Tortona，今義大利北部），據說曾用屍體汙染當地的水井。較近代一些則有18世紀的英國士兵，把天花病人用過的毯子分發給美洲原住民。1990年代，奧姆真理教信徒在東京地鐵釋放沙林毒氣，造成13人死亡，據報導，該教信徒還曾四次釋放肉毒桿菌和炭疽桿菌，只是沒有造成人員傷亡。2001年，一系列利用美國郵政發送的炭疽攻擊事件共造成5人死亡。

當今可以被人用來做成最可怕武器的天然病原體，非天花莫屬。天花是歷史上第一個被撲滅的人類傳染病，但美國和俄羅斯（可能還有其他國家）的官方實驗室仍存有病毒的樣本。

天花之所以特別可怕，是因為它可以在空氣中快速傳播，致死率又高，感染者約有三分之一會死亡，而大部分疫苗接種計畫在1980年天花被正式撲滅後就停止了，所以現在幾乎沒有人有免疫力。美國的天花疫苗儲備倒是夠所有美國人使用，但從新冠肺炎疫苗接種的經驗已可看出，配送疫苗不是一件簡單的事，更何況是在遭遇恐怖攻擊、大家慌成一團的時候，至於其他國家要如何獲得免疫力，就更不得而知了。

天花病毒的風險有部分是來自蘇聯的解體，正如我的好友米佛德在〈戰略恐怖主義〉一文中指出，1975 年的一項國際條約雖然禁止各國發展生物武器，但蘇聯的相關計畫一直到 1990 年代都未曾停過：「成千上萬噸的炭疽、天花，還有比這些更奇特、用基因工程製造的病毒生物武器因此被生產出來。」[11]

恐怖份子不但有可能拿到這些現存武器，雪上加霜的是，以基因工程製造病原體背後的科學知識，已不再是替政府祕密計畫工作、受過專業訓練的科學家的專屬領域。拜過去幾十年來分子生物學不斷進步之賜，全球各地幾百所大學的學生都有機會學到製造生物武器的所有相關知識，一些科學期刊也會發表這方面的資訊，恐怖份子完全可以照著做，製造出新的病原體，科學期刊的這種做法也引發激烈辯論：該如何分享研究知識才不致於提高這方面的風險。

我們還沒遇到過以生物武器發動的大規模攻擊，但這絕對不是不可能發生。事實上，冷戰時期，蘇聯和美國的實驗室都曾用生物工程技術製造出對抗生素具抗藥性且沒有任何疫苗可防治的炭疽桿菌。任何一個國家，甚至一個小型恐怖組織，只要研製出讓現有治療和疫苗都失效的天花病毒，就有能力殺死十幾億人。

生物工程可以設計出傳染性和致死率極高，卻不會馬上出現症狀的新病原體，這種病原體會在全球靜悄悄的傳播，也許好幾年都沒人起疑。自然演化的愛滋病毒，就是以這種模式傳播，受到感染的帶原者很快就能把病毒傳染給別人，自己的身體卻可能將近十年都不會有事，在人們渾然不覺病毒存在的情況下，帶原者不斷散播病毒長達好幾年。以這種模式傳播的病原體，如果不需要像愛滋病毒那樣有親密接觸才能傳播，造成的疫情大流行將比愛滋病嚴重得多。

米佛德指出，一次出擊就能造成 10 萬人病歿的攻擊，「殺死的人將比歷史上在各種恐怖行動中喪生的總人數還要多，以典型的自殺式炸彈攻擊來說，可能需要 1,000 到 10,000 次，才有辦法殺死這麼多人。」像這樣足以奪取幾十萬、幾百萬，甚至幾十億條人命的事件，是非同小可的災難，我們實在應該給予更多關注。

以超級防疫組合，對抗蓄意製造的疾病

我生性樂觀，遇事自然而然會把注意力放在解方，但就連我這樣的樂天派也不得不承認，要擬一份足以因應生物恐怖攻擊的應變措施清單很不容易。蓄意製造的疾病跟自然演化的病原體不同，可以特別設計來避開我們的預防措施。

　　要為蓄意製造的疫病攻擊做好準備，我們需要的是因應自然疫病爆發所需各種措施的超級組合：疫病爆發演習可以把重點放在恐怖攻擊的場景，測試我們是否已做足準備；不管病原體是怎麼來的，更有效的治療方式和疫苗都很重要；更好的診斷方法要能在30秒內得出採檢結果，如此一來要在機場或公共場合（生物工程技術製成的病原體最有可能傳播的地方）進行普篩，也就切實可行得多，當然，對一般採檢也會非常有用；對病原體進行大規模的基因體定序，無論是為了因應普通流感爆發，還是生物恐怖攻擊，都一樣有幫助。

　　即使生物恐怖攻擊永遠不會發生，我們還是很希望備足所有這些措施。

　　我們也需要一些專門為蓄意攻擊而設計的措施，我有信心未來在機場和其他大型聚會場所，會安裝偵測空氣和汙水中病原體的設備，不過這類技術恐怕還要再等好些年才會成熟。美國政府在2003年試行過類似措施且規模很大，在全美各地城市放置偵測設備，能測出空氣中是否有炭疽、天花等以空氣傳播的病原體，計畫名稱就叫做「生物觀察」（BioWatch）。

　　目前，全美仍有22個州持續實施生物觀察計畫，但這項計畫普遍被認為是失敗的，缺失包括風向必須不偏不倚，設備才能偵測到病原體，而且要等上36個小時，才能確認病原體的存在；此外，感應器有時候因插頭被人拔掉了這種很基本的原因而無法運作。

　　姑且不論偵測空氣中是否有病原體的機器在未來行不行得通，全球都應該投入更多資金和心力，對偵測、治療和預防足以造成全球大流行的疾病進行研究，生物恐怖攻擊有可能發生，讓我們更有理由這麼做。由於生物恐怖攻擊會對國家安全構成威脅，加上傷亡人數可能數以百萬計，這類研究應該有更多經費來自國防預算。美國國防部的年度預算大約是7,000億美元，國家衛生院則只有約430億美元，就資源來說，國防部完全是在另一個層次上運作。

　　儘管我有信心，無論是自然形成，還是蓄意製造的疫病爆發，科學都能幫我們找到更好的預防方法，但政府也應該考慮一種完全不需要技術的防禦手段：獎勵措施。這種做法已有先例可循，政府經常懸賞鼓勵民眾提供線索，協助逮捕罪犯和恐怖份子。有鑑於疫病爆發會對當今社會造成巨大破壞，政府一定願意重賞那些協助打擊生物恐怖攻擊的舉報者。

　　因應預防生物恐怖攻擊的計畫不管最後會是什麼樣子，都必須禁得起政治風向的改變。[12]1980年代初，費吉在擔任疾病管制與預防中心主任時，曾跟聯邦調查局（FBI）合作開展偵測和因應生物恐怖攻擊的計畫，內容包括模擬利用各種疾病發動的攻擊，以了解這類攻擊的運作模式，並針對每種疾病制定防禦計畫。費吉卸任後，新上任的中心主任認為這類攻擊絕不可能發生，遂中止了計畫。美國和各國政府如果能投入大量資源舉辦瘟疫演習，讓公眾開始關注這方面的問題，受政治任命的某位高官要阻撓保護人民的措施，就會變得沒那麼容易。

第八章

消弭貧富之間的
健康不公平

一個人會早逝，還是順利長大，
很大程度上取決於你住在哪裡，以及你多有錢。

整體來說，全球因應這次新冠肺炎疫情的表現相當出色，2019年12月時，這還是一種沒人聽說過的疾病，不到18個月的時間，全世界已開發出多種證明安全有效的疫苗，供30多億人接種，占全球人口近40%。人類對全球大流行病的反應，從來沒有這麼快速、有效，在這一年半的時間內，完成了以往要花五年以上才能完成的事。

然而，在這些奇蹟似的數字中，卻隱藏著驚人的不公平。

一種疫情，兩個世界

首先，這場疫情的影響並非人人平等。在第四章曾提到，美國小學三年級的黑人和拉丁裔學生，在疫情期間課業落後的嚴重程度，是班上白人和亞裔學生的兩倍。[1]不管在哪個年齡層，美國的黑人、拉丁裔和印第安人死於新冠肺炎的機率，都是美國白人的兩倍。

疫情對中低收入國家與人民的整體影響最為嚴重，在2020年，導致全球近1億人陷入赤貧，增幅約15%，而且是近幾十年來赤貧人數首次上升。預計到2022年，中低收入經濟體只有三分之一會恢復到疫情前的收入水準，而已開發經濟體則有望全部恢復。[2]

世事往往是這樣，全球各地受災最嚴重的人，得到的援助卻最少。窮國人民接受新冠肺炎的檢測率或治療率，遠比富國人民來得低，而這種不公平現象在疫苗分配上更達到極致。

2021年1月，新冠疫苗剛開始推出之際，WHO召開執行委員會議，祕書長譚德塞以一段沉重的話開場：「目前至少有49個高收入國家已接種超過3,900萬劑疫苗，但卻只有一個低收入國家接種了25劑疫苗，不是2,500萬劑，不是2.5萬劑，是25劑。」[3]

那年5月，譚德塞警告的不公平現象上了報紙頭版新聞，《紐約時報》以〈一種疫情，兩個世界〉（The Pandemic Has Split in Two）為頭條標題這樣報導：「有些城市零死亡案例，有些城市死了成千上萬人。當疫苗流向富裕國家，全球疫情的斷層也日益擴大。」[4]某位WHO官員譴責這種不公平現象令人「義憤填膺」。[5]

這樣的例子不勝枚舉：截至2021年3月底，美國已有18%的人口完全接種疫苗，印度和南非卻分別只有0.67%和0.44%；同年7月底，美國已完全接種疫苗人口飆升到50%，而印度仍只有7%，南非更不到6%。最糟糕的是，重症風險低的富國人民比重症風險高許多的窮國人民更早就接種了疫苗。[6]

許多人對這些現象又驚又怒，全球既有幾十億劑的救命疫苗，在分配上怎麼可以如此不均？有人舉行示威遊行，政治人物發表感人演講，誓言會捐贈疫苗。

然而，身處全球衛生圈的第一線工作人員，反應卻大不相同。他們當然對新冠疫情下的不公不義感到憤怒，卻也明白這並非獨立事件。新冠疫情造成窮國與富國之間的健康不公平，在全球衛生領域並不是單一現象，甚至不是最嚴重的。

居住地與收入，決定你的倖存率

截至2021年底，新冠肺炎造成的超額死亡數已超過1,700萬人（除了確診死亡病患，還包括因疫情排擠醫院資源而致死的病患），這麼龐大的死亡數字令人不寒而慄。[7]但不妨跟過去十年來開發中國家的死亡人數比一比*：2,400萬名婦女和嬰兒在分娩前後或過程中難產而死；1,900萬人死於腸道疾病；將近1,100萬人死於愛滋病，700多萬人死於瘧疾，其中多為兒童和孕婦。[8]這還只是過去十年的死亡統計數字，但這些疾病不只在這十年奪走人命。當新冠疫情結束，它們也還會繼續存在，年復一年的爆發，而且跟新冠肺炎不同，這些疾病不會是全球最重視的問題。

絕大多數死於這些疾病的，都是中低收入國家的人。一個人會早逝，還是順利長大成人，很大程度取決於你住在哪裡，以及你多有錢。

這些疾病中，有的只出現在低收入的熱帶國家，因此往往

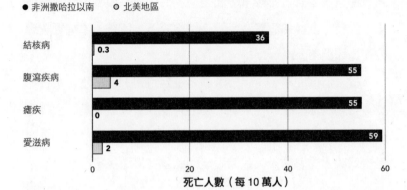

● 非洲撒哈拉以南　　○ 北美地區

結核病　36　0.3

腹瀉疾病　55　4

瘧疾　55　0

愛滋病　59　2

死亡人數（每10萬人）

健康不公平：有些疾病在非洲撒哈拉以南奪走許多人命，在北美地區卻很少有人死於這些疾病。[9]（資料來源：IHME）

被大多數國家忽視。過去十年來，非洲撒哈拉以南地區有400萬兒童死於瘧疾，在美國則不到100人。

在奈及利亞出生的孩子，5歲以下孩童死亡率是美國小孩的28倍。

當今在美國出生的孩子**，預期壽命是79年，獅子山出生的孩子預期壽命則只有60年。[10]

換句話說，貧富之間的健康不公平並不罕見。我認為，許多富裕國家的人會對新冠疫情造成的不公平感到震驚，不是因

---

* 以本書付印前可取得的最近十年資料為準，即2010年至2019年。

** 健康條件的差異不只存在於國與國之間，通常也存在於一國的不同人種之間，在美國，黑人婦女難產而死的機率是白人婦女的三倍。

為這件事本身有多不尋常，而是他們過去沒有機會看到這種現象。如今，全球都籠罩在新冠疫情陰霾下，所有人才驚覺資源分配是如此不公平。

提出這個問題，不是要讓讀者感到沮喪，也不是要指責那些不曾為全球衛生工作貢獻心力的人。我想強調的是，我們應該給予這些問題更大的關注。雖然遭受這些疾病折磨的，主要是中低收入國家的人，我們不能因此就覺得這些疾病沒有那麼可怕。

我父親用一種很動人的方式，提升了消弭不公平的道德層次。多年前，他在聯合衛理公會的會議中演講，這麼說道：「瘧疾患者是人，不是有利國家安全的資產，不是我們可以出口的市場，不是一起對抗恐怖主義的盟友。縱使跟我們毫無關係，他們仍是價值無限的人，有愛他們的母親、需要他們的孩子，以及珍惜他們的朋友，我們真的應該幫助他們。」

說得真是太好了，二十幾年前我和梅琳達成立蓋茲基金會的時候，就決定以此為工作重點，提供資源來減少並最終消除這種不公平現象。

單憑道德勸說，很難完全說服大多數富裕國家的政府投入足夠資金來減少或消除這些疾病，因為這些疾病並不會危及富裕國家人民的性命。幸好，還有一些更有說服力的務實論點，例如更好的衛生狀況可改善國際關係，全球局勢會更加穩定。

多年來我一直都這麼主張，而今，在新冠疫情下，我們又多了一個有利的論點：投入更多資源研發新藥和改善衛生體系，將有助於防堵疫情，使疫情不致全球擴散。

對抗瘧疾等傳染病必須做的每件事，基本上也有利於因應未來可能發生的大流行病，反之亦然。我們完全不必二選一，不需要做出取捨，決定究竟該把資金投入預防疫病大流行，還是對抗傳染病的計畫。我們可以兼顧，事實上就是應該兼顧，因為兩者相輔相成。

就讓我們來看看，這些年來全球在公共衛生方面取得了哪些進展，以及促成這些進展的原因是什麼。前面提到的健康不公平現象，聽起來很糟糕，但目前不公平程度已是史上最低。以基本健康指標來說，全球可說正朝著正確的方向邁進。這種進展得以實現，是一段激動人心的過程，也直接關係到全球預防疫病大流行的能力。

降低兒童死亡率，消弭健康不公平

有好幾十組統計數字顯示，這些年來窮國與富國之間的健康不公平程度已大幅縮小。在此我把範圍縮小，單以兒童死亡率的數字來說明。

從臨床的角度來看，兒童死亡率確實是很適合衡量全球衛生水準的指標，因為要提升兒童存活率，就必須採取一些介入措施，例如提供產前產後護理、為兒童接種疫苗、讓婦女接受更好的教育和更營養的飲食等等。當兒童存活率變高，就表示這個國家在這些方面有所改善。

但還有另一個原因：我選擇用兒童死亡率來說明，是因為從這個角度出發，你很難不意識到衛生問題的代價有多高。想想看，孩子的死是多麼令人心碎的事，身為家長，我無法想像還有什麼比這更悲慘的狀況，為了保護孩子，拿我的命去換我都願意。每拯救一個孩子，就有一個家庭可以免於人間最大的苦難。

所以，就讓我們來看看全球在這個衡量人類基本生活條件的指標上表現如何。

全球在1960年有近20%的兒童在5歲以前早夭，不妨想想看：幾乎每五個孩子就有一個活不到5歲。而且不同地區的差異很大：在北美，這個比率是3%，在亞洲和非洲分別為21%和27%。你如果是有四個孩子的非洲父母，十之八九得親手埋葬自己的一個孩子。

三十年後的1990年，全球兒童死亡率下降了一半，至10%不到。亞洲的兒童死亡率在9%以下，非洲一樣有改善，只是幅度沒這麼大。

再快轉三十年到2019年，也是有資料可查的最近一年。這

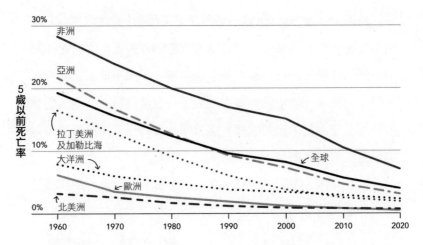

現今的兒童存活率是史上最高：1960 年，全球有近 20% 的兒童活不到 5 歲，現在這個比率已降至 5% 以下。[11]（資料來源：聯合國）

一年，全球有不到 4% 的兒童活不過 5 歲，不過在非洲這個數字卻將近兩倍。

　　我知道這裡提到很多數字，為了化繁為簡，你可以把它想成 20 － 10 － 5：全球在 1960 年約有 20% 的兒童早夭，到 1990 年變成 10%，如今這個比率不到 5%。全球兒童死亡率每三十年就下降一半，目前看來，我們應該不必等到 2050 年，就能再次減半。

　　這是人類史上很值得記下的輝煌事跡，每個高中生都應該牢記在心。你要是只記得一件事來說明人類在過去超過半世紀的衛生發展軌跡，那麼就記住 20 － 10 － 5。

　　然而，5%還是高得讓人難以接受，相當於每年有超過500萬名兒童死亡。單看數字本身，要預防500萬人死亡聽起來是不可能的任務，一旦把數字放到脈絡裡，了解全球衛生狀況已取得多大進展，這項任務就變成更上一層樓的挑戰，令人倍感鼓舞。至少對我來說是這樣，這就是我全職投入蓋茲基金會以來最主要的工作重點。

　　這些年來，我針對20－10－5做過多場演講，相關推持推文和臉書留言也已經很多，我知道此時讀者心中不免有一個疑問：如果真拯救了這麼多兒童，難道不會導致人口過剩嗎？

　　會這樣想是很自然的事，這看來就像常識，更多兒童存活下來，全球人口勢將成長得更快。事實上，我自己也曾擔心過這個問題。

　　後來才發現，我過慮了。答案是斬釘截鐵、毫無保留的：「不會。」即使兒童死亡率降低，人口也不會因此過剩。

　　關於這個問題，我的好友也是全球公衛教授的羅斯林做了最清楚的解釋。我第一次注意到羅斯林，是因為2006年他在TED發表了一場令人難忘的演講，題為「史上最強統計數據」。[*]羅斯林在公共衛生領域努力了幾十年，尤其關注貧窮國家，經常透過演講告訴聽眾全球各地的衛生條件已取得多大進展，分享了許多令人意想不到的事實。

　　我後來終於有機會認識羅斯林，和他相處過不少時光。

我十分佩服他懂得用一種既聰明又有創意的方式告訴大家，兒童死亡率最高的國家，如索馬利亞、查德、中非共和國、獅子山、奈及利亞、馬利等地，也是婦女生育最多孩子的國家。[12]

當兒童死亡率下降，平均家庭人數也會跟著下降，18世紀的法國、19世紀末的德國，還有20世紀下半葉的東南亞和拉丁美洲，都出現過這種狀況。[13]

這個現象背後有好些原因可以解釋，其中一個是（尤其在沒有養老金或其他供養老年人制度的地方），許多父母覺得要生夠多孩子，老了才有人照顧。如果孩子能活到成年的機率不夠高，多生幾個就是完全合理的選擇。

家庭人數減少後，出現了一個令人矚目的現象：全球最近越過了羅斯林所謂的「兒童人口高峰」（peak child），也就是5歲以下兒童人口達到高峰後開始下降。** 這有什麼好處？聯合國人口基金（United Nations Population Fund）的網站上這麼說明：「每戶家庭的子女數愈少，通常就會在每個孩子身上投入愈多資源，女性也有更大自由進入正規勞動市場，家庭的養老儲蓄就會更多。當這種情況發生時，國家經濟也會出現顯著成長。」[14]

---

* 可至 www.ted.com 觀賞演講影片，我保證非常值得一看！

** 在「兒童人口高峰」時期出生的女性長大並進入生育年齡這段期間，全球人口仍然會持續成長一陣子。

　　總結來說，幾乎每個地方的衛生狀況都在改善，大大提升了人類的生活品質。全球的健康不公平現象仍然嚴重，但差距正在逐漸縮小。

　　這些演變聽來戲劇化，卻只是我們目前需要知道的背景知識而已。究竟是什麼促成了這些變化？加速推動這些變化又為什麼有利於預防疫病大流行？

　　要去解釋已歷經幾十年發展、涉及幾十億人的全球現象，是一件冒險的事，有人用了整本書的篇幅，就只探討兒童死亡率下降和追求全球健康平等的某個層面，而我卻想要在一個章節中說明整個主題。為了聚焦討論，我會把重點放在跟預防大流行病最直接相關的問題上，至於其他諸如農業產量、全球貿易、經濟成長、人權和民主觀念的傳播等許許多多的因素，就只好略過不提。

　　我們現在用來對抗新冠疫情的很多措施，都是來自全球公共衛生領域，這絕非偶然。事實上，幾乎每個因應新冠疫情的環節裡，都有某種重要方法或系統，或某個重要工作小組，是由於過去國際社會投入資源改善窮人的衛生狀況才得以存在。在因應新冠疫情的各種任務中，到處都看得到我們在全球衛生工作留下的印記。

　　這兩者重疊之處非常多，以下僅列出一部分。

摸清病毒底細

在疫病爆發早期，科學家為了知道他們要對付的是何方神聖，會利用基因定序技術來找出答案。這種技術可以很快揭開新冠病毒的遺傳密碼，大大縮短疫苗開發的時間，也使我們得以檢測、監控全球各地有哪些病毒株正在傳播。

毫不意外的，第一種新冠變種病毒在美國以外的地方被發現。美國蒐集病毒樣本進行定序的速度比別人慢半拍，雖然實驗室的量能足夠，卻沒有充分利用。在疫情大流行的第一年，跟許多國家比起來毫無經驗，美國只是在盲目行事。

幸好，非洲有好些國家（尤其是南非和奈及利亞）相較之下準備充分，他們有花了多年時間建立起來的強大基因定序實驗室網絡。這些實驗室原本是為了對抗非洲地區流行病而設立的，在新冠肺炎爆發時，立刻派上用場，而且因為已經過多年培育，比美國的同類實驗室速度更快、成效更好。新冠病毒的Beta變異株，還有後來的Omicron變異株，就是由南非實驗室最先發現的。

同樣的，正如我在第三章所提到，在電腦模型的輔助下，我們得以更深入理解這場疫情，電腦模型實在應該在全球防疫工作中發揮更大的作用。事實上，利用電腦模型來理解傳染病的概念，並不是這次新冠疫情才突然冒出來的。

在這次疫情中,白宮和媒體記者大量引用專門研究與評估健康指標的研究機構IHME的電腦模型。IHME成立於2007年,當初是為了幫助國際社會了解貧窮國家人民的死因。研究所內的電腦模型中心,是倫敦帝國理工學院(Imperial College London)於2008年協助建立,目的在評估疫病爆發的風險,以及不同因應措施的效力。同年,我資助了IDM,幫他們招募人員,IDM的宗旨是幫助科研人員更深入了解瘧疾,並針對如何以最有效方式根除小兒麻痺症提供建議,目前則幫助各國政府了解各種新冠病毒政策的影響力。

誰也沒想到這些研究機構,以及其他許許多多類似的機構,會在這場疫情中發揮這麼大作用。由此可見,在全球衛生問題上投入更多資源,也會對防疫工作有幫助。

取得救命物資

在有疫苗可用之前,還有一個關鍵的早期介入措施,就是讓有需要的人能獲得防護配備(例如口罩)、氧氣瓶,以及其他救命設備。這很不容易做到,即使是美國,一開始也費了很大功夫才有辦法備齊和遞送這些物資,貧窮國家就更不用說了。不過,他們可以向一些組織尋求支援,例如全球基金會。

全球基金會全名為「全球對抗愛滋、結核、瘧疾基金會」，成立於2002年，以協助中低收入國家防治愛滋病、肺結核與瘧疾為宗旨，成立以來工作成果令人振奮。它是當今資助這些衛生工作的最大非政府組織，協助近2,200萬名愛滋病毒帶原者及愛滋病患者獲得救命藥物，每年分發約1.9億件可預防瘧疾的蚊帳。這二十年來，該組織拯救了4,400多萬條人命，多年前，我曾說全球基金會是人類為彼此做過最善心的事，到今天我還是這麼認為。

要順利完成所有工作，全球基金會就必須建立一套方法，讓資源能夠有效送達有需要的人手上。這些年來，基金會已建立了完善的機制、系統與網絡，包括募款與分發機制，可讓募集到的資金迅速分發出去，還有能把藥物送到世界上最偏遠地區的系統，以及協助打造實驗室網絡和供應鏈。

當全球基金會把這些資源全部用來對抗新冠肺炎，成果令人讚歎，一年內就籌募到近40億美元的抗疫經費，並跟一百多個國家的政府，以及十幾個向多國提供援助的計畫合作。[15]幸好有這些資金，許多國家才得以購買檢測試劑、氧氣瓶和醫療用品、提供一線醫護人員防護配備，並加強接觸者追蹤。但遺憾的是，並不是所有結果都是正面的，儘管額外募到的抗疫經費有大約六分之一用來支援愛滋病、肺結核與瘧疾的防治工作，這方面的工作還是遇到重大挫折，舉例來說，2020年的肺結核死亡人數是近十幾年來第一次攀升。[16]

製造和測試新疫苗

當新冠疫苗的研發進入緊鑼密鼓階段，許多方面都非常依賴過去為其他疾病所做的工作。舉例來說，mRNA技術已經醞釀了幾十年，商界投入資金研發，希望這項技術能發展成癌症療法，政府也投入經費，打算利用它來對抗傳染病和生物恐怖攻擊。

當疫苗研發進入人體試驗階段（如第六章所述，常規的疫苗人體試驗是十分漫長而昂貴的過程），研究人員求助於愛滋病毒疫苗試驗網（HIV Vaccine Trials Network），顧名思義，這個網絡是為了加速愛滋病毒疫苗試驗而建立的基礎設施，事後證明對新冠疫苗發揮了很大作用。雖然在非洲進行的新冠疫苗試驗不多，但只要是在非洲做的試驗，大多仰賴南非強大的臨床試驗基礎設施，這些基礎設施當初就是用愛滋病毒的疫苗研發經費所建立。有關新冠疫苗對變種病毒的效力，最早的證據就是來自南非的實驗室。

多年前，有人講了一個後來在網路上廣為流傳的哏，說我如果在路上看到一張100元美鈔，也不會浪費時間去撿。雖然從來沒有機會驗證，但我很肯定這個說法是錯的：我絕對會撿起路邊的100元美鈔！

首先，我會環顧四周，看能不能找到失主，因為弄丟鈔票的人一定很難過。如果周圍都沒人，我就會把這100美元送到最能發揮作用的地方：Gavi疫苗聯盟。

購買和配送疫苗

　　Gavi疫苗聯盟的一大宗旨，是協助貧窮國家購買疫苗，但聯盟做的事遠不止如此而已。它幫助各國蒐集資料，衡量防疫工作是否有效，以便各國據此做出改進。它也幫助各國建立醫療用品供應鏈，以便疫苗、注射器及所有必要器材能送達有需要的診所。它還給衛生官員提供培訓，使他們能更有效執行本國的疫苗計畫，公眾對疫苗的需求也隨之提高。[17]

　　2001年，蓋茲基金會與其他夥伴攜手成立Gavi疫苗聯盟，目的是要讓全世界的兒童都有機會接種疫苗。當初絕沒想到，聯盟竟會在對抗新冠肺炎這樣的大流行病上發揮作用。但現在回頭去看，事情再清楚不過：Gavi疫苗聯盟是拯救兒童性命很值得的投資，也是對抗新冠肺炎的絕佳投資。過去二十年裡，聯盟幾乎都在幫助貧窮國家改善當地的疫苗配送系統，已累積豐富的知識和經驗，在疫情席捲全球時就能派上用場。

　　聯盟在這次全球疫情中的貢獻之一，是與WHO、CEPI攜手推出COVAX，也就是幫助開發中國家人民取得新冠疫苗的計畫。雖然COVAX沒能像所有人希望的那樣快速達成使命

（原因我在第六章中已經說明），這項計畫仍有兩項重要成就值得肯定：一是配送的疫苗達到 10 億劑，別忘了這是一年前還不存在的疫苗；二是從來沒有人在這麼短時間內完成這樣的壯舉（過程比想像中複雜得多：雖然 Gavi 疫苗聯盟和聯合國兒童基金會早已為配送疫苗建立了各種基礎設施，但以往的工作是幫兒童、頂多青少年接種疫苗，這次為了幫成年人接種新冠疫苗，整個系統都得重新調整）。

不只全球疫苗接種計畫在新冠疫情期間發揮了重大作用，那些努力改進當地疫苗接種工作的國家，在疫情來時也更有能力因應。以下就來看看其中一個例子。

1947 年，印度脫離英國獨立，隨即展開大規模的消滅天花計畫。要實現這個計畫，就必須改善當地衛生體系、訓練疫苗接種人員、購買冷鏈設備、深入當地最偏遠的地區，並建立監測網，隨時留意疫苗可預防疾病的出現。這項計畫進行了幾十年，最終成功了，印度的最後一例天花紀錄是在 1975 年。[18]

1980 年代初，印度又著手解決另一個兒童常規疫苗接種率低的問題。當時，在印度兒童接種常規疫苗的比例，只有個位數。政府以當年消滅天花所建立的系統為基礎，開始著手大幅提升疫苗接種率。結果非常成功，疫苗接種率激增，病例數則劇減。

舉例來說，2000 年印度記錄在案的麻疹病例有超過 38,000

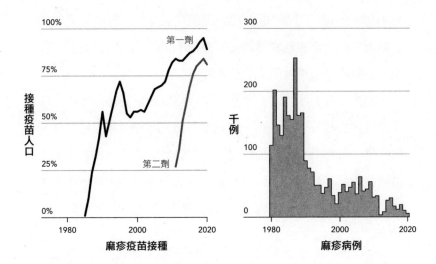

印度根除麻疹的努力：隨著疫苗接種率飆升，印度的麻疹病例數迅速下滑；印度在1980年代中期開始為兒童接種第一劑麻疹疫苗，幾年後又追加第二劑疫苗。[20]（資料來源：世衛組織）

例，二十年後剩下不到6,000例。印度的疫苗接種計畫每年為2,700多萬名新生兒接種基礎劑疫苗，為1億多名1歲至5歲的孩童接種加強劑疫苗。[19]

　　早在新冠肺炎出現之前，建立效力強大的疫苗接種計畫就已為印度帶來絕佳成效，當新病毒出現，這項投資再度獲得回報。由於疫苗接種的系統已經建立起來，印度迅速在將近34.8萬個公共中心和超過2.8萬個私人場所設立新冠疫苗接種站，包括北部和東北部的崎嶇山區也有不少接種站，到2021年10

月中旬，印度已接種10億劑新冠疫苗。此外，在現有系統的基礎上，政府迅速建立追蹤疫苗供應的電腦平台，記錄誰已接種，並發給已接種疫苗者電子憑證。

到2022年1月中旬，也就是開始接種新冠疫苗一年後，印度已接種超過16億劑疫苗，全國有超過70%的成年人已接種兩劑疫苗。政府仍有不少工作要做，特別是幫更多18歲以下的人民接種，要不是已有運作順暢的疫苗接種規劃，印度根本不可能在這麼短時間內交出這麼漂亮的防疫成績。

需要強大的運籌能力

近年大規模推行小兒麻痺症防治計畫的國家，例如巴基斯坦和印度，都有個優勢，就是設立了全國與區域緊急應變中心（第二章介紹過這些公共衛生計畫的調度中心）。當新冠肺炎爆發，這些緊急應變中心的運作自然就改以協調疫情相關事項為主。

以巴基斯坦為例，當地衛生官員在2020年初就決定暫停小兒麻痺症的疫苗接種，避免疫苗接種人員在社區與社區之間移動，造成傳播風險。然而，到了3月，他們看到一個機會：仿效防治小兒麻痺症的模式，為新冠疫情設立緊急應變中心。

短短幾星期之內，6,000多名受過訓練、懂得辨認小兒麻痺症症狀的衛生工作者，學會了辨認新冠肺炎症狀。原本為接收民眾通報疑似小兒麻痺症案例而設的電話服務中心，改為提供新冠疫情諮詢服務，任何人在國內都可撥打免付費電話，由受過專業訓練的人員提供可靠的資訊。[21] 小兒麻痺症緊急應變中心的工作人員被調到新冠疫情中心，記錄確診病例、協調接觸者追蹤，並與各政府部門分享這些資訊。這些職能全都是在小兒麻痺症防治計畫中建立起來的，牆上貼滿的地圖、圖表和統計資料，全部換成新冠肺炎病例。[22]

多虧巴基斯坦政府對衛生體系的投資，當新冠疫苗推出，施打疫苗的工作就即刻展開。到2021年夏末，巴基斯坦每天為約有100萬人接種新冠疫苗，接種率比多數中低收入國家高出許多，到2021年底，當地接種疫苗的速度又快了一倍，增加到每天接種200萬人。[23]

這不禁讓我想到一個聽了很多年的批評。在公共衛生界，大家把根除某種疾病的做法稱為「垂直策略」（vertical approach），亦即深入打擊、徹底消滅某種疾病。跟垂直策略相對的是「水平整合」（horizontal approach），也就是可以同時改善多種不同問題的方法，比方說如果能加強衛生體系的能力，瘧疾、兒童死亡率、孕產婦健康等問題也有望改善。

有批評人士認為，在經費和精力有限下，水平整合才是拯救人命、改善生活品質最有效的方式，若採垂直策略則會搶走水平整合的資源。

我無法同意這種說法，從小兒麻痺症防治計畫的基礎設施被用來因應新冠疫情的例子可知，水平整合與垂直策略之間不是零和遊戲。新冠疫情也不是唯一的例子：2014年西非爆發伊波拉病毒期間，奈及利亞防治小兒麻痺症的工作人員就曾伸出援手，協助對抗伊波拉疫情。多虧有他們，否則當地近1.8億公民的處境會更加危險。在沒有防治小兒麻痺症基礎設施的國家，疫情確實嚴重得多。

強化這塊肌肉不必削弱另一塊肌肉。全球為了加強偵測和對抗疫病（最危險的莫過於呼吸道疾病）爆發所投入的資源，將使整個衛生體系都受惠。反之亦然，當醫護人員訓練有素，又沒有資源不足之虞，每個人都能得到良好的照護，衛生體系就能及時阻止疫病的擴散。

由於基金會的工作，我經常宣導對開發中國家提供更多衛生援助。大多數人平常沒在關心這個領域，當知道這方面的資助少得可憐時，都會相當驚訝。

如果把來自各國政府、基金會，以及其他捐助者幫助中低收入國家人民改善健康的援助資金加總起來，不管是什麼用途的資助，舉凡新冠肺炎、瘧疾、愛滋病、兒童與產婦健康、心理健康、肥胖、癌症、戒菸等等都計算在內，金額會是多少？

2019年，是每年400億美元，這就是用於全球衛生的所謂

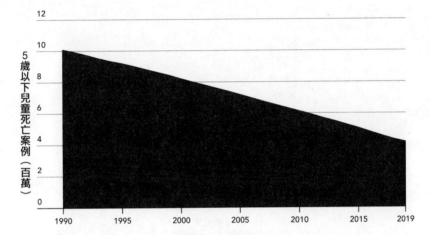

兒童死亡率減半：人類史上最輝煌的成就之一，就是在降低兒童死亡率方面取得了不起的進展，從圖表中可以看到，因傳染病、營養不足以及新生兒疾病導致的死亡案例顯著下降。[24]（資料來源：IHME）

開發援助年度總經費。2020年，由於富裕國家政府慷慨解囊，援助中低收入國家對抗新冠疫情，這筆資金變成550億美元。[25]（走筆至此，2021年的數字還沒有統計出來，但我估計差不多也就是這個數字）。

　　每年用550億美元來解決全球衛生問題究竟算不算多，要看跟什麼比較。這個數字相當於全球每年經濟產出的0.005%，全球每年花在香水的錢，幾乎就是這麼多。[26]

　　這550億美元的年度總經費中，美國每年捐獻約79億美元，比任何國家都多，但也只占聯邦政府年度預算不到0.2%。

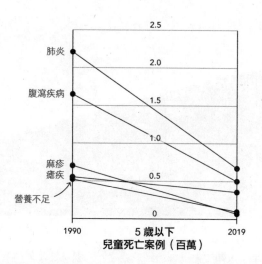

防治可預防的疾病：兒童死亡率大幅下降，主要歸功於投入到 Gavi 疫苗聯盟、全球基金會和美國總統防治瘧疾行動（U.S. President's Malaria Initiative）等計畫的經費。[27]（資料來源：IHME）

你如果是捐款國的公民，應該會感到與有榮焉，因為這筆支出的影響實在是物超所值。

還記得前面提到的 20 － 10 － 5 嗎？這個重大成果就是這些經費換來的。

從上面這張圖表，不僅可以看到，自 1990 年起，5 歲以下兒童死亡率就急劇下降，也清楚呈現過去三十年來，我們在降低兒童五大主要死因上取得的進展。

看到腹瀉和肺炎的死亡案例大幅下降了嗎？這主要是 Gavi

疫苗聯盟的功勞。看到瘧疾死亡案例也下降了嗎？這要歸功於
全球基金會，還有諸如美國總統防治瘧疾行動等政府計畫。

　　這是全球性的進步，也是歷史性的進步，背後代表著幾百
萬戶家庭不必再眼睜睜看著孩子死去。而現在，我們又發現了
另一個好處：解決全球衛生問題，也有助於預防大流行病。

第九章

做對選擇與投資

最好的決策來自最好的科學，
但最好的結果來自最好的管理。

—— 前美國CDC主任費吉

從新冠疫情中，我們學到很多教訓，其中之一就是不要隨便預測疫情會如何發展。新冠病毒常常不按理出牌，已經多次讓科學界跌破眼鏡，如果想要展望未來（這篇寫於2022年1月底的章節就有此打算），務必牢記這點。

根據目前對新冠病毒及其變異株的理解，許多科學家認為到2022年夏天，全球就會脫離疫情的急性階段。在疫苗保護力和曾經感染者的自然免疫力之下，全球死亡病例將會下降。那些新冠病例數不高，而瘧疾、愛滋病等其他傳染病例較多的國家，可以合理考慮把注意力轉回這些持續存在的威脅。

然而，即使疫情真如科學家們預期的發展（我也這樣希望），防疫工作也還不能結束。

因為十之八九，新冠肺炎會變成一種區域性流行病，中低收入國家的人民仍須有更好的管道來取得檢測和治療工具。科學家也還要探究影響人類與新冠病毒共存的兩個關鍵問題：哪些因素會影響人體對新冠病毒的免疫力？我們愈了解免疫力的決定因素，就愈有可能降低致死率；新冠長期症狀有哪些？深入了解新冠後遺症（第五章已大致探討），將能幫助醫生治療這些為長新冠所苦的人，公共衛生官員也才能理解全球各地因這些後遺症所承受的負擔。

但也有可能，在你讀到這一章的時候，全球還沒有走出新冠疫情的困局。也許出現一種更危險的變種病毒，更易傳播、症狀更嚴重，或者比之前出現的病毒株，可以更輕易突破你的免疫系統。如果疫苗和自然免疫力無法防止新變種病毒的高死亡率，情勢將會相當嚴峻。

　　有鑑於此，各國政府、學術與研究單位，還有民營部門應該持續開發新的或更好的方法，以防疫情出現變數時發生最壞的結果。政府必須保護人民，採取的策略應該考慮到在不同地方，疫情樣貌也各不相同。新一波新冠病毒是否會在某個群體中傳播開來，主要取決於多少人接種了疫苗、多少人曾染疫、多少人接種後仍然染疫，又或者既沒接種也沒染疫。衛生官員應該根據蒐集到的資料來調整策略，針對不同地區採取最有效的做法。

　　這些工作要有可靠的資料做為依據，政府必須要求更精確的新冠確診數字。新冠病例資料通常（尤其開發中國家）來自有限的臨床檢測，或某次特定群體（例如醫護人員或捐血者）調查所蒐集到的過時資訊。唯有持續進行疾病監測，各國政府才能深入理解許多重要問題，例如在加速經濟復甦的同時，如何以最有效的方式實施非藥物介入措施。

　　幸運的話，我們會漸漸把新冠肺炎當作區域性流行病來處理，就像我們應付季節性流感一樣。另一方面，不管接下來新冠疫情會消退還是捲土重來，我們都應該開始為一個不同的長期目標努力：預防下一次疫病大流行。

　　過去幾十年來，不斷有人殷殷勸告，全球應該為大流行病做好準備，但根本沒人把這當作是重要的事。直到新冠疫情爆發，防疫一下子成了全球的當務之急。我現在擔心的是，一旦疫情真的消退，全球的注意力又會回到其他問題，預防大流行病的準備工作將再度被擺在一邊，或完全拋諸腦後。我們應該現在就採取行動，趁所有人記憶猶新，記得這場大流行有多可怕，深刻體會絕不能讓另一場疫情再起的急迫感。

　　另一方面，經驗也會誤導我們。不要想當然耳地以為下一場大流行病帶來的威脅會跟新冠病毒一模一樣。下一場疫情也許不再是對老年人威脅很大、對年輕人還好，也許一樣會透過病毒停留在物體表面或人類糞便傳播，也許更具傳染性、更容易人傳人，也許致死率更高，最糟的情況是更容易傳染、致死率更高。

　　下一場大流行病也有可能是人類設計的，雖然全球防疫計畫應以保護我們免受自然病原體侵害為主，但各國政府也應該認真合作，為生物恐怖攻擊做好準備。正如第七章指出，這方面的準備工作大多是防疫本來就該採取的措施，例如更好的疾病監測、快速生產藥物和疫苗的準備等，除衛生專家之外，國防人員也要一起制定政策，決定研究主題，舉行生物恐怖攻擊演習，模擬敵人釋放病原體打算殺害幾百萬、甚至幾十億人的情況。

不管下一場疫情會在什麼情況發生，關鍵是屆時要有比現在更好的防疫計畫，以及可迅速運用的工具。幸好，開發這些工具所需的機制已經就緒，美國、歐洲和中國政府都有資助早期實驗性研究和鼓勵產品開發的計畫，印度、印尼和其他新興國家也開始朝這個方向發展，生物科技和製藥公司則有大筆預算是為了把實驗室的想法轉化為可銷售的產品。

多數國家欠缺的是一套具體計畫，也就是能給最好的科研想法提供經費的全國性研究策略，以及清楚知道是誰在主導預防大流行病的相關議題，誰負責監督進度、測試想法，或是把最成功的想法付諸實行，確保這些想法變成可以快速量產的產品。如果沒有這樣的具體計畫，當下一次重大疫情爆發，政府的因應就只是被動反應，而且為時已晚，疫情已經擴散了才來想防疫計畫，這可不是保護人民的辦法。

不妨拿政府是怎麼處理國防問題來做比較：在國防領域，誰負責評估威脅、誰負責開發新能力和演練部署，全都一清二楚。防疫策略也要像全球最好的軍事戰略一樣明確、嚴謹和周密才行。

除了預防大流行病之外，別忘了這些準備工作還會帶來一大好處：我們會一舉消滅整個呼吸道病毒家族，包括冠狀病毒和流感病毒，這些都是對人類造成極大痛苦的病毒，這樣的改變將會對全球各地的經濟和人類生活帶來巨大的影響。

我認為根除呼吸道疾病和預防大流行病的全球計畫，應以四件事為優先，在一一介紹之後，我會詳細說明所需的經費。

1. 創新防疫工具

我從事科技和慈善事業，都是以一個簡單的想法為本：創新可以改善生活，解決許多重要問題，也許是讓更多人有機會受教育，或是降低兒童死亡率。就在過去的幾十年裡，生物學和醫學的創新進步，開發出不少治療和預防疾病的新方法。

但創新不會憑空自動發生，從mRNA疫苗的研發可看到，想法需要培養灌溉，經過不斷的研究，甚至歷時幾十年，才有可能變成有實際價值的東西。因此，任何預防大流行病計畫的第一要務，就是持續投資、開發更有效的診斷、治療與疫苗。

雖然mRNA疫苗潛力無窮，但公私部門的研究人員仍應尋求其他方法，例如第六章介紹的加了佐劑的蛋白疫苗。因為其他方法也許保護力更持久、突破性感染病例數更少，或者會攻擊病毒不會改變的部位，這些部位就算在不同變異株裡也沒有變化。最終，我們的目標是開發出對整個病毒家族（尤其呼吸道病毒）都有保護力的新型疫苗，這才是根除流感和冠狀病毒的關鍵。所有參與研究和開發疫苗的單位，包括提供經費的政府和慈善機構、學術和研究機構、生技公司、開發和生產藥物

的廠商，都要協助找出最好的早期想法，再把這些想法一路推
進到成為產品。

　　除了疫苗，我們也應該開發能阻斷感染的藥物，讓人服用
後就可獲得保護力，避免受呼吸道病原體侵害。政府應該建立
機制，鼓勵這類藥物的開發和使用，包括一旦阻斷感染藥物問
世，醫生開這些藥給病人時，就要能獲得健保給付，跟其他有
健保給付的藥物和疫苗沒有差別。

　　我們還必須提高測試和批准新產品的能力，從第五和第六
章可以看到，這是曠日持久的過程。有些臨床試驗試圖加速這
個過程，比如英國的「康復試驗」事先擬定臨床步驟準則，並
建立起必要的基礎設施，當新冠肺炎一爆發，很快就可以啟動
試驗。我們應該以這些模式為基礎，提高全球各地進行臨床試
驗的能力，這樣即使只有幾個國家出現新疾病，我們還是可以
快速找出有效方法。監管機構還必須事先同意以什麼方式讓民
眾參加試驗，以及一旦疫病爆發，要用什麼軟體工具來幫助世
界各地的人也能報名參加試驗。此外，還可以把診斷報告也連
線到試驗系統，系統就會自動建議醫生，哪些病人應該參加大
規模臨床試驗。

　　我們也要做好快速生產大量疫苗的準備，全球需要大規模
的疫苗產能，足以在發現有可能全球傳播的病原體六個月內，
讓全世界每一個人都能獲得所需劑量的新疫苗。在新冠疫情期

間，量產疫苗的國家在受到疫情嚴重打擊時，曾經限制疫苗出口，以確保本國人民有足夠的疫苗可接種。然而，所有人都接種才符合全球利益。有鑑於這個複雜因素，我們應該投資更多的疫苗產能，還要投資更多創新科技，使技術轉移和找到替代貨源變得更容易。

中國和印度的製造商最擅長大量生產新東西，可以協助解決疫苗產能的問題，其他國家也可以各自承諾分攤部分產能。如果中國、印度、美國和歐盟承諾各承擔短期內25%的產能，而拉丁美洲和非洲國家也能不斷發展自己的疫苗生產設施，全球疫苗產能問題就能迎刃而解。

另一個值得投入研究的重要領域，是如何讓疫苗配送更容易，例如解決冷鏈問題。微針貼片是一個解方，既能減輕施打疫苗的疼痛，又可以自行接種。目前，使用微針貼片的麻疹疫苗正在研製當中，但要做到成本夠低、能大規模應用，還有許多困難要克服。

其他大有可為的構想包括：鼻噴劑型疫苗；接種一次即可保護十年以上的疫苗；無需注射多劑，可一針搞定的疫苗；可對抗多種病原體的混合型疫苗（例如流感病毒與冠狀病毒二合一疫苗）。

如果說新冠疫苗在一年內就研製出來，是這場疫情的意外成就，那麼我們花了這麼久才找到有效對抗新冠病毒的藥物，則可說是這場疫情的意外失敗。在疫情爆發的早期,我和許多人都希望很快就會有特效藥,結果醫學界花了將近兩年,才找到有效的抗病毒藥物,而在一場大流行病中,兩年簡直是無止境似的漫長。在推出現有療法的同時,我們也應該把系統建立起來,以便未來能更快研發和推出有效的治療方法。

很關鍵的一步,是建立抗病毒化合物資料庫,蒐集幾百萬種專門用來對抗常見呼吸道病毒的藥物資料,包括對多種不同變種病毒都有效的藥物。假如這樣的化合物有三種以上,可以混合在一起,降低抗藥性病毒株出現的機會(目前的愛滋病療法正是如此,混合三種抗病毒藥物,使抗藥性病毒較不易傳播)。這些資料庫應該對所有研究人員開放,讓他們可以看到哪些化合物已經存在、進行哪方面的研究會最有成效。研究人員也應該對新冠長期症狀進行研究,以了解這些症狀背後的原因,進而知道如何幫助受這些症狀所苦的人,以及未來的病原體是否也會造成類似的後遺症。

另一個重要步驟,利用日新月異的人工智慧技術和軟體,加速抗病毒藥物和抗體的開發過程。在這個領域,有幾家公司做得很好,基本上就是先建立目標病原體的電腦3D模型,甚至可以建一個從來沒見過的病原體;接著,再建立各種你認為有可能對抗病原體的藥物模式。電腦會快速比較分析這些藥物模式的效力,告訴你哪幾種藥物看起來最有潛力,再演算出改進藥物的方法，萬一有需要，甚至可以從零開始設計新藥物。

我們也應該加強誘因，讓學名藥廠未來願意以更快的速度推出抗病毒藥物，不要像新冠藥物，等了那麼久才問世。這個問題有一個很簡單的解決辦法：幫中低收入國家向藥廠下預購訂單，這樣即使新藥還在走審核程序，學名藥廠也願意先開始生產（有了預購訂單，就算新藥未獲批准，學名藥廠也沒有虧損的風險）。

關於生物醫學研究，最後還有一點提醒。很多人已探討過新冠病毒的起源，我個人的看法是，新冠病毒是從動物傳給人類的證據已相當確鑿，並不是像有些人主張的，病毒是來自研究實驗室（我知道有些見多識廣的人並不認為我這種觀點的證據有那麼確鑿，這個問題大概永遠不會有讓所有人滿意的答案）。然而，不管新冠病毒是怎麼來的，即使病原體是從實驗室釋出的可能性微乎其微，各國政府和科學家仍應有所警惕，著手加強實驗室安全，建立傳染病研究設施的全球標準和檢查制度。全球最後一個天花死亡案例發生在1978年，當時伯明翰大學（University of Birmingham）的一名醫檢師因為辦公大樓裡漏水，不幸感染了天花，有一間專門研究天花的實驗室就在那棟大樓裡。[1]

除了要有更好的疫苗和藥物，還必須在診斷方法上激發更多創新。針對某種疾病進行採檢有兩個目的：一是讓人很快知道自己是否受感染，以便採取適當行動（包括自主隔離）；另一是讓公共衛生人員掌握情況。相關單位應該蒐集部分陽性檢測結果進行基因定序，以便迅速發現和了解新出現的病毒株。有些國家（例如澳洲）的感染和死亡人數比其他國家低許多，主要就在於能迅速推出PCR檢測和檢疫政策。各國政府應當以這些例子為借鏡，想辦法快速擴大採檢，同時為採檢陽性且有顯著重症風險的人提供治療，藉此鼓勵民眾接受檢測。

　　科研人員應該在高通量PCR檢測的研究上再加把勁，資助者也應該繼續予以支持。一般PCR檢測的好處，高通量PCR檢測全都有，但處理速度更快，成本也很低，不需要用到試劑；新冠疫情期間，診斷量能就是受限於試劑；當新病原體出現，只要有基因體序列，高通量PCR檢測只要稍作調整，就可以用來檢測新的病原體。

　　我們也應該支持新型檢測的研究工作，讓蒐集樣本變得更容易，並可更快得出檢測結果。類似驗孕的低成本診斷方法，側流式免疫測定法開啟了在整個社區進行普篩的可能性。我們還可以運用我在第三章提到的LumiraDx這類儀器，不但能用來進行現有的多種不同檢測，也能迅速調整，進行新型病原體檢測。假如未來疫情也和這次新冠大流行一樣，自我採檢是有效率的獲取樣本方法，我們就可以利用這種技術快速擴大採檢，即使在低收入國家也沒問題。

2. 成立 GERM 小組

我在第二章勾勒的 GERM 專家小組，籌建起來大概要花好幾年時間，所以我們應該現在就開始著手進行。GERM 小組要能成真，各國政府必須挹注資源，確保人力充足。就 GERM 小組的組織架構，很多機構都能提供意見，但它的年度預算幾乎全得靠富國政府來承擔，並由 WHO 當作全球資源來管理。

若要充分利用投入到 GERM 小組的人力、物力，全球還得在另一個相關領域擴大投資，那就是公共衛生基礎設施。這裡講的不是醫生、護士和診所（這些在本章稍後會討論），而是流行病學家和其他方面的專家，他們要負責疾病監測、疫情爆發時負責協調應變，並在可能出現危機時幫助政治領導人做出明智的決定。

公共衛生機構一向是不引人注意的單位，得不到應有的關注和政府經費，不管是在地方層級（包括美國）、國家層級，還是全球層級的 WHO 都一樣。這也不奇怪，因為公共衛生機構的主要任務是預防疾病，正如公衛專家常說的，沒有人會因為沒患上的疾病而感謝你。在這樣無人聞問之下，公共衛生部門在許多方面都亟需現代化，包括招募和留住人才的方式，還有使用的電腦軟體等（2021 年，微軟與美國一個州的衛生單位合作，他們的軟體已有二十年沒有更新）。當疫情爆發，公共衛生部門是我們能否快速有效因應的基礎，實在應該得到更多的關注與資源。

3. 有效監測疾病

在被大家冷落了一輩子之後，疾病監測終於等到了屬於它的時刻，而全球在這方面還有很多進度要趕。

我們應該邁出的重要一步，是改善開發中國家的民政事務登記和人口普查，最起碼許多中低收入國家都應該加強當地的出生和死亡登記，這些資訊會在全國疾病監測工作中派上用場。例如第三章提到的莫三比克的疾病監測計畫。然後，在這些資訊的基礎上，再進一步擴展到基因體定序、以微創做組織採樣的屍檢、廢水監測等等做法。最終，幾乎每個國家的目標都是及早發現境內爆發的疫情，並及時因應，不管是肺結核、瘧疾，還是從未出現過的疾病。

此外，目前全球各不相同的疾病監測系統必須整合起來，這樣，不管呼吸道病毒是在哪裡出現和傳播，公共衛生人員才能迅速發現。這些系統應該同時採用主動監測和被動監測模式，並隨時提供即時資料，因為過時的資料不但沒用，還很容易造成誤導。我在本書中一直強調，檢測結果必須和公共衛生體系連線，這樣衛生人員才能留意是否有疫病爆發，也更能掌握區域性流行病，在這方面，西雅圖流感研究是很值得參考的模式。包括美國在內，一些國家的檢測費用都貴得驚人，這些國家的政府應該創造誘因，讓診斷費用更便宜，人人都有能力接受採檢。

最後，我們必須擴大對病原體進行基因定序的量能。全球衛生界在非洲建立的基因定序基礎設施已見成效，非洲的實驗室至少向全球發出了兩種新冠病毒變異株的警報，現在正是擴大這類投資的好時機，例如支持非洲病原體基因體計畫（Africa Pathogen Genomics Initiative），這是個遍布非洲大陸、彼此共用基因體資料的實驗室網絡。印度也有類似的實驗室網絡，這個模式正擴展到南亞和東南亞，但應該要走得更遠，中國的基因定序產業也很有成效，理應加入全球體系。基因定序有許多好處，不只是預防下一場大流行病，舉例來說，各國政府可因此對蚊子和瘧疾的基因關係，或是肺結核與愛滋病毒的傳播方式有更深入的認識。

擴大投資這方面的先進技術，也有助於基因體學領域，例如我在第三章提到的牛津奈米孔科技公司的定序器和手機應用程式，這些技術讓我們能在更多地方進行基因體定序。還有一些問題也值得投入更多研究，例如病原體的基因構成變化會如何影響它在人體內的運作？我們現在已能繪製出病原體如何突變成不同版本的圖譜，但某些突變會不會使病毒株更具傳染性？會不會引起更嚴重的病症？這些問題我們還沒有答案，而裡面有許多東西值得探究，是非常豐富的科研領域。

4. 強化衛生體系

剛投入全球衛生工作的時候，我一心一意只想開發前面所提的各種新工具。我心想：研發出對抗輪狀病毒的新疫苗，就不會再有孩子死於輪狀病毒了。但久而久之，我漸漸看到衛生保健體系的各種局限，特別是所謂基層醫療保健體系（primary health care system）這個基礎層面，導致疫苗和其他新工具無法用在有需要的病人身上。

蓋茲基金會的主要工作之一，是協助改善這些衛生系統，讓每個孩子都能接種新疫苗，這樣的投資不但能拯救生命，也為經濟成長奠定基礎。*一旦某個國家擺脫貧窮，達到中等收入水準，政府就有能力負擔自己國家的衛生保健需求。許多國家在過去幾十年裡完成了這個轉型，如今，全球只有不到14%的人口生活在仍需資金援助，以解決基本衛生保健需求的低收入國家。

---

* 還有一點也很重要：致力尋求醫療突破的科學家應該優先考慮使新工具夠便宜實用，讓每個地方都能受惠，而不是只有高收入國家用得起而已，如何實施的問題應該一開始就要想好。

新冠疫情擊垮了全球各地的衛生體系，WHO估計，截至2021年5月，全球已有超過11.5萬名醫護人員死於新冠肺炎。但低收入國家對衛生保健的需求尤其迫切，最根本的困境是，這些國家連提供人民基本衛生服務所需的資金、專家和制度都缺乏，更不用說控制一場大流行病。新冠疫情期間，問題變得更加嚴峻，因為許多富國政府削減了對外援助，或是把用於其他疾病的資金挪來解決新冠疫情。

我們必須扭轉這種趨勢。富國政府的楷模依然是瑞典和挪威，兩國都撥出各自GDP的至少0.7%，做為援助中低收入國家的經費，其中大部分專門用於改善衛生狀況（後面會再探討這0.7%的目標）。

至於中低收入國家，則應該吸取世界各地許多成功例子的經驗。例如斯里蘭卡，就花了多年時間建立強大的基層醫療保健體系，即使這個國家依然非常貧窮，但嬰兒和產婦死亡率已顯著下降。

經過這次疫情，各國政府在重建過程中，應該把重點放在能同時達到多種目的的衛生服務支出上。例如雇用更多醫護人員，就會有更多人手可以掌握瘧疾病例、提供愛滋病毒檢測和治療、進行肺結核病患的接觸者追蹤等等；讓醫護人員配備最新的數位連線診斷工具（比如可協助評估胎兒健康，又能檢測病毒性肺炎、肺結核、乳癌等疾病的手持超音波裝置），他們就會成為活絡衛生體系的支柱，提供政府官員前所未有的清晰視野，深入了解導致本國疾病和死亡的原因。

這次新冠疫情讓我們清楚看到，需要加強衛生體系的，絕不只有中低收入國家。儘管有幾個國家在疫情爆發早期就採取行動，但沒有一個國家能做到盡善盡美，因此，不管什麼收入水準的國家，都應該考慮以下幾種做法。

首先，給予基層醫療保健工作更大的重視。[2]在許多低收入國家（美國亦然），大部分的全國性衛生支出，都是花在高成本的末期病人住院治療，而基層醫療保健工作卻資金不足。但研究顯示，在基層醫療保健上投入更多資源，其實可以降低整體醫療成本。舉例來說，高血壓病人如果透過基層醫療保健體系及早發現，可以靠低成本的藥物和門診控制病情，避免危及生命和成本高昂的後果，如心臟病發作、腎衰竭、中風等，這些都需要昂貴的住院治療。研究估計，強大的基層醫療保健體系可以有效處理80%的健康問題。

另一個重要做法，是不要等到危機發生了，才來決定由誰負責什麼。類似像「赤色傳染」這樣的疫病爆發演習，凸顯出什麼樣的混亂情形都有可能發生，還記得電話會議名稱所造成的困惑嗎？可惜演習過後事情幾乎沒有改變，現在我們總算知道沒有事先做好決定的後果。

新冠肺炎爆發之後，特別是在疫情初期，美國陷入極大的混亂，大家都不清楚州政府可以或應該做些什麼，聯邦政府又該扮演什麼角色。歐洲也一樣，大家搞不清楚購買疫苗究竟是個別國家的事，還是歐盟會統一處理。在情況緊急的時候，最忌諱的就是分工不明確，大家都不確定自己該做什麼。

每個國家都需要有一位防疫指揮官，專門負責制定和執行防疫計畫，以便在疫病爆發之際及時控制疫情。指揮官的權力應包括訂定採購和分配重要物資的規則，並且有權限使用醫療保健資料和模型。國際上的防疫指揮官，則應由GERM小組來扮演。

各國政府和捐助者也需要有一個全球論壇，以便協調與貧窮國家或代表貧窮國家的行動，例如就如何撥款購買疫苗、檢測工具和其他物資事先達成協議，以免在疫情期間還要募款。各國政府和捐助者也應該事先講好分配這些物資的原則，這樣新工具才能更快送到有需要的人手中。

在美國，疫苗、藥物及個人防護裝備的大規模開發和生產，最適合由聯邦政府來推動，但檢測資源和醫院資源本質上比較適合在地管理。那麼疫苗配送之類的問題呢？儘管全國性、甚至全球性的供應鏈一定存在，但配送的最後一里路本來就屬於地方事務。日本在明確劃分各級單位的職責上做得非常好，很值得其他國家學習。

每個國家的防疫計畫都必須考慮到所有必要工具的分配，

包括口罩、檢測工具、藥物和疫苗。這絕不是只有中低收入國家才會碰到的問題，新冠疫情期間，幾乎每個國家的政府在配送疫苗時都費了很大功夫。更完善的資料系統能讓人更容易看出哪裡缺乏物資，也更容易驗證誰已接種過疫苗。這次疫情，有些國家的疫苗接種驗證做得很好，比如以色列，有些國家則處理得一團糟。

衛生保健工作不是一朝一夕就能改善的事。因此，平常就努力推動的國家，在疫情爆發時，會應付得比其他國家好。如果你本來就有宣導伊波拉病毒如何傳播，或是提供麻疹疫苗接種的成熟供應鏈和人力，當疫情來臨，你已有一套因應劇本，還有一個團隊會照著劇本行事。前CDC主任費吉曾經這樣對我說：「最好的決策來自最好的科學，但最好的結果來自最好的管理。」

全球最富裕的國家都有引領創新的光榮歷史，舉例來說，美國政府資助的研究最後發明出微晶片，使各方面出現長足的進展，最後造就了數位革命。如果沒有那些投資，我和保羅‧艾倫（Paul Allen）根本不可能想出像微軟這樣的公司，更不用說創辦這樣一家公司。較近期的例子則有：全美各地的國家實驗室正如火如荼進行零排放能源的開創性研究，如果全球能在2050年前把溫室氣體排放減至零（我對此相當有信心），美國等富裕國家所資助的能源研究將是促成原因之一。

　　新冠肺炎爆發時，我們看到了英國、德國等國家的學者和生技公司在疫苗研發上取得重大進展，來自高收入國家的經費挹注，加速了這方面的創新，特別是美國，投入的資金領先全球。事後證明這些創新對防治新冠肺炎十分重要。美國政府有的單位資助mRNA的學術工作，有的則資助把基礎研究轉化成可銷售的產品，還有一些是資助在疫情爆發時採用mRNA或其他技術的疫苗公司。

　　現在，各國政府一定要繼續發揮帶頭作用，為全球預防大流行病所需的系統、工具和工作小組提供新的經費。第二章曾經提到，我認為GERM小組每年約需10億美元，這些經費應該由富裕國家和部分中等收入國家的政府提供。

　　GERM小組的工作之一，是幫忙找出最有潛力的新工具。我估計接下來十年內，全球政府每年總計約需花費150億到200億美元來開發必要的疫苗、感染阻斷藥物、療法和診斷方法，這樣的經費支出是有可能達到的，只要美國把衛生研究支出提高25%，即大約100億美元，同時全球其他國家聯合起來也增加同等金額的支出。100億美元當然是一筆大數目，但相較之下，這只是美國國防預算的1%多一點，跟新冠疫情期間損失的幾兆美元比起來，也是九牛一毛。

　　要充分利用這些新工具和GERM小組，得先打好基礎，也就是醫療體系（診所、醫院、跟病人接觸的醫護人員）和公共衛生體系（流行病學家、監測和因應疫情的其他衛生人員）都需要加強。[3] 長久以來，全球在這兩方面投資不足，要迎頭趕上還有很多工作要做：中高收入國家要做足預防大流行病的準備，每年總計要花300億美元以上。

低收入國家一樣需要這些基礎工作，正因如此，富裕國家能不能都像挪威、瑞典等國政府一樣慷慨，撥出各自GDP的至少0.7%做為發展援助，就顯得十分重要。要是每個國家都能做到，全球就會有幾百億美元的新資金可用於建立強大的衛生醫療體系，正如我在第八章所強調，這些資金既可以拯救兒童性命，也可以及時阻止疫病蔓延成大流行病。

富裕國家應該貢獻GDP的至少0.7%做為援助經費，這樣的想法由來已久，起碼可追溯到1960年代末。2005年，歐盟承諾要在2015年實現此一目標，儘管多國政府都很慷慨，但真正實現承諾的國家寥寥無幾。[4] 如今，新冠疫情使我們深刻體會到，世界某個角落的衛生狀況足以影響世界的每一個角落，富國政府要重新在這個目標上著力，再也沒有比現在更好的時機。投資建設低收入國家的衛生環境和未來發展，對全世界都有好處：人人都會因此更安全、更有保障；低收入國家會因此打下成長的基礎，使國家和人民得以擺脫貧窮。還有，這是在做對的事。

我們肯定需要增加經費，但只有這樣還不夠。另一個關鍵的防疫貢獻將會是：在不犧牲安全的前提下，簡化產品的審核過程。如前所述，西雅圖流感研究和SCAN的科學家們都親身體會到，把突破性想法付諸實行的過程實在太困難又太費時了，在分秒必爭的緊急情況下更是如此。

與此同時，中低收入國家的領導人應該尋求外部技術與經費支援，將及早發現和有效遏制疫病爆發，列為未來發展的優先事項。此外，他們也應該加入全球共享衛生資料這類系統整合計畫，讓自己和其他國家都能更深入了解每個地區正在發生的事。

負責協調GERM小組的WHO也可出一份力，引導GERM優先處理首要任務：發現疫情並發出警報。GERM還有一項次要任務：協助減輕瘧疾、麻疹等傳染病的負擔，這是能拯救幾十萬條人命的任務，而且在不需要積極對抗疫情時，也能磨練團隊成員的技能。

WHO是唯一可以更嚴格規定各國政府，必須對境內可能爆發的疫情更加公開透明的組織。WHO成員國之間也可以互相監督，但我們也要意識到，各國都有強烈的動機不這麼做。如果某國通報境內可能爆發疫情的消息，代表會被其他國家實施旅遊禁令，當地經濟可能受到重創，這就會構成不通報的強烈理由。然而，通報這類資訊才是符合全球共同體利益的做法，在「國際衛生條例」（International Health Regulations）

之下，各國政府都承諾要這麼做，WHO應該與成員國共同努力，加強這方面的法規並嚴格執行。我們從新冠疫情已經學到教訓，那些通報資訊並迅速採取行動的國家，短期內雖付出代價，例如封城和旅遊禁令即使恰當，仍然是很痛苦的事，這點無庸置疑，但它們也避免了疫情對本國人民乃至全世界造成更嚴重的傷害。

其他團體也可以發揮重要作用，製藥與生技公司應該致力使更多產品採取分層定價和替代貨源交易，確保即使是最先進的產品，開發中國家的人民也能夠取得。科技公司應該協助開發數位新工具，比如能更容易、更便宜地採集到檢測樣本的方法，或者監控網路尋找疫病爆發跡象的軟體。

更概括地說，以解決衛生問題為目的的基金會和非營利組織應該協助政府加強公共衛生體系，以及基層醫療保健體系，公部門永遠會是主要負責買單和扛下執行面重擔的單位，但非營利組織可以測試新想法，從中找出哪些最管用。基金會也應該支持相關研究，研發可用來防治當前傳染病和未來大流行病威脅的更好用工具。

由於其他全球問題並不會因為疫情就停頓下來，慈善機構也必須繼續支持避免氣候災難的作為，幫助低收入農民生產更多糧食，以及改善世界各地的教育狀況。

打造新未來，最重要的十年

　　當我開始告訴朋友，我正在寫一本關於大流行病的書，看得出來他們都有點吃驚。其中許多朋友之前很好心，讀了我在2021年出版的關於避免氣候災難的書，雖然基於禮貌沒說出口，但此時他們顯然都在想：「你到底要寫多少本像這樣告訴我們一些大問題、再提出一套解決計畫的書？先是要我們讀氣候，現在又要讀大流行病和衛生問題。接下來還會有什麼？」

　　我的答案是：氣候變遷和大流行病（包括由恐怖份子發動的生物恐怖攻擊），是我們應該投入更多資源的兩大問題，也是目前人類最有可能面臨的生存威脅。幸好，我們還有機會在接下來的十年裡，在這兩方面取得重大進展。

　　在氣候變遷方面，只要利用未來十年全力開發零碳技術、推出適當的經濟誘因、制定正確的公共政策，我們就有望在2050年前實現溫室氣體淨零排放。至於大流行病，情況則更樂觀：接下來十年裡，如果各國政府能在相關研究上擴大投資，採取以實證為基礎的政策，我們就能開發出防止疫情演變為大災難的必備工具。預防大流行病所需要的資金，也遠比避免氣候災難要少。

　　對大多數人來說，預防大流行病也許是很遙遠的事，有誰會覺得自己有能力去影響一場疫情的發展呢？神祕的新興疾病令人害怕，也令人沮喪，我們似乎對它束手無策、無能為力。

　　但有些事是每個人都能做到的：當機會來臨，將你的選票投給那些認真看待疫情、以科學為根據做出好決策的領導者；遵從政府的建議，佩戴口罩、盡量待在家、外出時保持社交距離；可以的話，就去接種疫苗；不要理會社群媒體上氾濫的錯誤和不實消息，從可靠來源獲取公共衛生措施的資訊，比如WHO、CDC，以及其他國家的類似機構。

　　最重要的是，不要讓世界忘記新冠肺炎有多可怕，盡一切可能使大流行病在地方上、在全國、在國際上持續獲得關注，這樣我們才能打破恐慌和無人聞問的循環，正是這種循環使大流行病一下成了全世界最重要的事，當事過境遷，我們又會忘得一乾二淨，繼續回去過我們的平常日子。我們都渴望回到疫情之前的平常日子，但有一件事絕不能回復到以前那樣，那就是安於現狀、無視於大流行病隨時有爆發的可能。

　　我們也無需惶惶不可終日，活在擔心下一場全球災難隨時會降臨的恐懼之中，但確實要意識到有這種可能性，並且願意設法做點什麼。我們從來沒有像此刻這樣深刻認識大流行病的樣貌，更應該受到啟發，全球積極行動，現在就投資上百億美元，以免將來折損幾百萬條人命和幾兆美元的經濟損失。這是從錯誤中吸取教訓的寶貴機會，絕不能讓任何人再經歷像新冠疫情這樣的災難。

　　但我們還可以更有抱負：一起努力，建設一個人人都有機會過得既健康又有生產力的新世界。安逸的反面不是恐懼，而是行動。

疫後的數位大未來

當前工作場所的變革，只是各個領域變化的前兆，

數位化終將以各種方式改變所有人的生活。

我在寫這本書的過程中，常常想到新冠疫情如何加速傳染病防治領域的創新，但疫情改變的絕不只是衛生醫療方面的創新，更迎來一個快速變化的新紀元。

2020年3月，當全球大多數地區都採取嚴格的封城措施，許多人不得不想辦法透過數位科技在家中重現跟人面對面互動的體驗。在像美國這樣的地方，我們利用視訊會議和線上購物等數位工具，以充滿創意的新方式來滿足不同的需求（我記得在新冠疫情早期，聽到虛擬慶生會的點子還覺得好奇怪）。*

我認為，日後回顧，2020年3月將會是人類社會開始加速數位化的轉捩點。雖然過去幾十年來，世界已經變得愈來愈數位化，但這個過程相對緩慢。舉例來說，在美國，智慧手機看起來好像是一夕之間就變得無所不在，但其實擁有智慧手機的美國人，是經過十年的時間，才從占人口比例的35%，增加到目前的85%。[1]

另一方面，2020年3月也是前所未有的時刻，數位應用在許多領域都開始突飛猛進。這種躍進並不只是在某些族群或特定技術上發生，老師和學生開始以網路平台上課，上班族白天在Zoom或Teams等視訊會議軟體上開腦力激盪會議，晚上再揪朋友一起來一場線上趣味競猜之夜，阿公阿嬤上網註冊Twitch帳號，透過實況串流服務觀賞孫子、孫女的婚禮直播；還有，幾乎人人都變得更常在線上購物，2020年美國的電子商務銷售額比前一年成長了32%。[2]

　　疫情讓大家不得不重新思考，什麼是各類活動可接受的另一種形式，曾經被視為次要的數位替代方案，一躍成為最佳的選擇。2020年3月之前，如果業務人員建議以視訊會議進行提案說明，一定會被多數客戶認為沒有誠意，不是認真想要做成這筆生意。

　　新冠疫情之前，我想都沒想過可以邀請政治領袖花30分鐘進行視訊通話，一起討論如何改善他們的基層醫療保健體系。在以前，沒有親自拜會是很失禮的事。現在，當我提議視訊通話，他們都能理解這種形式多有效率，願意騰出時間在線上會面。一旦學會數位化的做法，一般人通常就會繼續沿用下去。

　　在新冠疫情早期，許多技術只能做到「夠好」而已，大家也只是湊合著用，用途不見得跟那些技術的原始目的相吻合，所以用起來效果也不大穩定。過去這兩年來，隨著趨勢漸漸明朗，市場對這些數位工具的需求會持續存在，我們在品質和功能上看到長足的進步，隨著硬體和軟體都變得更好，未來這種進步只會繼續下去。

　　眼前只不過是這個數位新紀元的開端，我們使用數位工具

---

* 全球各地受疫情影響加速數位化的方式各不相同，我主要將探討改變幅度最大的高收入國家。

的機會愈多，就會得到愈多回饋，愈知道該如何改進，在使用數位工具來改善生活品質方面也會變得愈有創意。

我生平寫的第一本書《擁抱未來》（*The Road Ahead*），就是關於我對個人電腦和網際網路會如何改變未來的想法。這本書於1995年問世，雖然書中的預測並沒有全部成真（我以為到了這個時候，數位代理工具應該會跟真人助理幾乎一樣好），但還是有些重要事情被我猜對了（我們現在有隨選視訊和可以裝進口袋的電腦）。

本書的性質跟《擁抱未來》很不一樣，但基本上也是關於我們可以如何利用創新來解決重大問題。此外，我想跟讀者分享我的一些想法，由於疫情使得我們不得不重新思考以往的做事方法，科技將會更快速地改變我們的生活。

重新思考做事方式，向元宇宙進化

我最喜歡的作家之一瓦茲拉夫・史邁爾（Vaclav Smil）在好幾本書中用過這樣一個橋段：一名年輕女子早上起床，喝完一大杯即溶咖啡後，出門搭地鐵去上班。當抵達辦公大樓，她乘電梯上到十樓，在走到自己的辦公桌之前，先在自動售賣機前停下來買罐可口可樂。意外的轉折在於，他把這些場景設定在1880年代，而不是當代。

多年前，第一次讀到這個故事情節時，上述場景讓我感覺很熟悉，但當疫情期間，我再次讀到時，第一次覺得史邁爾描述的是過去（只有在辦公室邊工作邊喝可樂的場景還是很現代）！

在所有被新冠疫情永久改變的事物中，我猜辦公室的工作將會出現最大變化。雖然各行各業基本上都被疫情打亂，但辦公室職員是最能利用數位工具來解決問題的一群人。史邁爾描述的場景，每天通勤去辦公室、坐在辦公桌前上班，雖然是存在了一個多世紀的常態，現在聽來卻愈來愈像前朝遺風。

我在2022年初走筆至此，許多公司和員工仍在摸索他們的「新常態」是什麼，有些人已經完全回到辦公室上班，有些則維持遠距、完全不進公司，多數人是介於兩者之間，還在摸索最適宜的模式。

我對可能出現的各種新嘗試感到興奮，傳統工作該有的樣子已被徹底顛覆，我看到許多重新思考做事方式的機會，找出什麼最有用、什麼是無效的。大多數公司多半會選擇混合模式，員工一星期只有部分時間需要進辦公室，不過具體安排會是什麼樣子，還是有很大彈性，哪一天是所有人都要進公司開會的日子？要讓員工週一和週五遠距工作，還是一週有幾天待在家比較好？為了減少通勤交通量，同一地區的公司最好不要全都選在相同的日子進公司。

　　我在《擁抱未來》一書中曾預測，數位化將使我們能更自由選擇要住在哪裡，許多人會因此搬到離城市更遠的地方。在疫情爆發之前，這個趨勢似乎毫無動靜，現在我更有信心這個預測會成真。有些公司會實施員工一個月只需有一星期的時間在辦公室裡，這樣員工就可以選擇住得更遠，因為如果不需要天天通勤上班，長途通勤就會變得比較容易接受。我們現在才剛開始看到這種轉變的跡象，我相信隨著雇主正式制定遠距工作政策，接下來的十年，這種現象一定會愈來愈普遍。

　　如果你決定員工有一半以上時間都不需要進辦公室，大可以和另一家公司共用辦公空間。辦公空間一向是企業的沉重支出，現在這筆支出可以減半，只要這樣做的公司夠多，市場對高成本辦公空間的需求就會減少。

　　我看不出企業有什麼理由非得馬上有明確的決定不可，現在正是進行A/B測試的最好時機，也許讓某團隊試行一種形態，另一個團隊則試行另一種形態，這樣就可以比較結果，找到適合所有人的平衡點。對新模式有所保留的主管和希望有更多彈性的員工之間，關係肯定會出現緊張，未來的履歷很可能會多加一項資訊：偏好有遠距工作自由的職缺。

　　疫情使企業不得不重新思考工作場所的生產力，腦力激盪、團隊會議、走廊相遇的簡短交談等等，都曾經是各自獨立的場域，現在界限正在分崩離析。我們曾經認為構成辦公室文化的要素，已經開始演變進化，接下來的幾年，隨著企業和員工漸漸適應新的永久工作模式，這些變化只會加速發展。

由於軟體產業已經開始重視遠距工作功能的開發，未來十年的創新速度，我想會出乎大多數人的意料之外。在同一個實體空間一起工作的許多好處，比如在茶水間碰到同事，只要有適當的使用者介面就可以重新創造出來。

如果你是用像Teams這樣的平台來工作，那麼你現在使用的產品已經是比2020年3月時進階得多，諸如分組討論會議室、即時逐字稿、切換檢視選項等功能，已經是大多數電話會議服務的標準配備。使用者才剛剛開始有機會利用各種豐富的功能，例如，我在開線上會議的時候，經常會用聊天功能來留言或提問，現在跟人面對面開會，反而會懷念起這種不會打擾到全部人的高頻寬式互動。

最終，線上會議一定會進化成不純粹只是在重現面對面會議的場景，有朝一日，即時逐字稿會讓你可以針對某個主題，搜尋公司開過的所有相關會議；你也許可以把會議中提到的執行項目自動添加到待辦事項清單，或重看會議錄影來分析如何更有效率地運用時間。

線上會議的最大缺點之一，是從視訊畫面看不大出來大家的目光在看哪裡，許多非語言的互動不見了，也少了點人味。把正方形和長方形的「座位」安排換成其他形式，感覺會自然一些，但還是解決不了沒有眼神交流的問題。隨著軟體讓與會者置身於3D空間，這種情況很快就會有所改變，包括Meta*和微軟在內的好幾家公司，最近都公布了他們的「元宇宙」（metaverse）願景，那是既複製現實世界，又能提升現實世界體驗的數位虛擬世界。元宇宙一詞是由我很喜歡的現代科幻小說家尼爾・史蒂芬森（Neal Stephenson）在1992年所創造。

元宇宙概念是這樣，你會用一個在數位世界中代表自己的3D替身（avatar），在虛擬空間裡跟其他人會面，模擬現實生活中在一起的感覺。這種感覺一般稱為「臨場感」（presence），許多科技公司在疫情爆發前就已經在努力開發，只要做得好，臨場感不但可以重現面對面會議的體驗，還可以提升這種體驗：想像一下這樣的會議，一家汽車公司在三個不同的大洲都有工程師，這些工程師在虛擬空間拆解新車款的3D引擎模型，一起研究怎麼改良車子的性能。

這類會議可以透過兩種方式來實現：在實體環境中疊上一層數位層的擴增實境（augmented reality），或是進入完全沉浸式環境的虛擬實境（virtual reality）。這樣的變化不會馬上發生，因為大多數人都沒有必要的工具來獲得這種體驗，相較之下，轉換到視訊會議的過程就非常快，因為許多人本來就有內建攝影鏡頭的個人電腦或手機。目前，虛擬替身是用虛擬實境護目鏡和手套來控制，但未來幾年應該就會出現更精密、又不那麼突兀的工具，例如輕便的眼鏡和隱形眼鏡。

　　試想想，在一場口沫橫飛的視訊會議上，由於看不到其他人差不多快講完時的肢體語言變化，你想提出某個想法都變得很困難。當電腦視覺、顯示技術、音訊和感應器愈來愈進步，軟體就能幾乎即時的捕捉你的臉部表情、視線和肢體語言。

　　元宇宙的一個重要特徵是使用空間音訊，使說話的聲音聽起來真的就像從發言者的方位發出來。貨真價實的臨場感，代表科技要能複製跟某人共處一室的「感受」，而不只是有個「樣子」而已。

　　我在2021年秋天有機會戴上耳機，參加了一場元宇宙會議，聽到其他人的聲音好像能跟著他們一起移動，感覺真是奇妙。往常線上會議的音訊都只來自電腦喇叭，你不會覺得有什麼不對勁，試過元宇宙會議之後，感覺變得完全不一樣。在元宇宙會議室裡，你可以靠過去和旁邊的同事私下討論，就好像你們是在同一個空間裡一樣。

　　我特別感到興奮的是，元宇宙技術將會使遠距工作有更多的隨興互動，人不在辦公室的最大損失莫過於此。在家裡工作不大可能有機會興之所至，和主管討論上一次會議的內容，或者跟新同事閒聊昨晚的棒球賽。但如果大家都一起在同一個虛

---

*　臉書母公司。

擬空間遠距工作，你就可以看到誰什麼時候有空檔，上前去打開話匣子。

人類正在接近一個臨界點，科技正開始徹底複製與重現人在辦公室的體驗，當前所見的工作場所變革，我認為只是最終會出現在各個領域的變化前兆。我們正邁向的未來，大家都會花更多時間在數位空間裡或在不同的數位空間裡穿梭，元宇宙的概念現在聽來也許新奇，但隨著科技進步，元宇宙會更像是我們這個物質世界的延伸。

開啟遠距醫療照護時代

當然，還是有很多產業的工作環境不會發生那麼大變化，或者以有別於我在這裡所描述的方式發生變化。如果你是空服員，你的工作在這兩、三年應該改變了很多，但是跟數位化無關；如果你是餐廳服務生，客人現在可能會先掃碼瀏覽電子菜單決定要吃什麼之後，直接用手機點餐；如果你是在工廠生產線上工作，早在疫情之前，科技就已改變了你的工作內容。*

然而，數位化終將以各種方式改變所有人的生活。想想看，你照顧自己身體的方式從 2020 年開始發生了多少變化，在發生新冠疫情之前，你曾經看過線上門診嗎？現在，你有多常聽到病患透過視訊看診？在疫情期間，使用遠距醫療服務的人是以前的38倍。[3]

在疫病爆發期間，遠距醫療的好處顯而易見，之前對線上看診持懷疑態度的人，突然間看到一個實實在在的好處：身體不舒服的時候，在家看視訊門診要安全得多，不必擔心把病傳染給別人或被別人傳染。

但只要試過遠距醫療之後，你就會發現好處遠遠超出減少跟染病者的接觸。看醫生是很花時間的事，你可能得請假或找人幫忙顧小孩，舟車勞頓去到診所，坐在候診室裡等叫號，就診後領藥結帳，再一路坐車回家或回公司。為了看某些病，也許還值得這麼煞費周章，但對某些類型的門診來說，尤其心理健康方面，似乎愈來愈沒有這種必要。

如果看心理治療師只需要打開筆電，不但可以省下不少時間，也變得更容易安排，諮商時間可以根據實際需要可長可短。如果得特地跑一趟心理師的診所，15分鐘的諮商就會感覺划不來，但換作在家接受諮商，則完全沒有問題。此外，多數人在自己家裡也會比在診間感到自在得多。

隨著新工具出現，其他類型的門診也會變得更靈活。目前每當年度健檢時間到了，你可能得去醫生那裡做各種檢查和驗

---

* 除了自動化之外，擴增實境也開始在工廠流行起來，用來訓練工人操作複雜的任務，利用這種技術，就能迅速掌握某台儀器的狀態。

血，但要是你家裡有一台安全的私人裝置，醫生可以從遠端遙控測量你的血壓呢？

不久的將來，醫生也許可以在你的許可之下，根據你的智慧手錶蒐集到的數據，判斷你的睡眠品質，了解你的活動心率跟靜止心率之間的差異。你不必再跑一趟醫生那裡抽血，而可以在住家附近一個方便的地方驗血（也許是鄰里藥局），驗血結果會直接寄給醫師。萬一搬到另一個城市，你也仍然可以繼續讓多年來你信任的基層醫療醫生看診。

這些都是未來可能發生的事，當然還是會有需要面對面問診的醫療專業，我無法想像機器人在家中客廳幫你切除闌尾的未來景象。但大部分的日常醫療照護，最終一定會變成可以舒適地在家中完成的事情。

線上教學有訣竅，讓每個孩子都學得會

上述在未來極有可能取代辦公室和醫療保健作業的虛擬替代方案，我不認為會同樣發生在十二年國民基本教育的現有結構上，但教育領域一樣在經歷變革。儘管新冠疫情讓我們清楚看到，青少年必須和老師面對面上課，學習效果才是最好的，但數位化將催生新的工具，能輔助課堂上的教學。

新冠疫情期間，你如果家有學齡期的孩子，應該很熟悉所

謂同步教學和非同步教學的概念。同步教學是模仿正常上學的體驗：老師利用視訊會議服務現場授課，學生可以打插發問，像在真的教室裡一樣。這種方式會繼續成為許多大專生的好選擇，特別是那些需要更大彈性的學生，但我認為疫情過後，線上同步教學不大可能在小學、初中和高中延續下去，除非是高中高年紀的學生，或者碰上下雪天，這種模式在低年紀的學生之中效果就是不好。

另一方面，非同步教學將被保留下來，但形式跟疫情高峰時所看到的應該會有所不同。這種教學模式是讓學生觀看預錄好的教學影片，再各自交作業，老師也可以要求學生在討論版上進行討論，藉此打分。

我知道這兩種遠距教學方式讓許多老師、家長和學生充滿挫折感，不管是繼續使用哪一種，似乎都沒什麼吸引力。但非同步教學所使用的部分工具非常有潛力，可以輔助老師和學生原本在課堂上的互動。

不妨想想看，數位化課程可以讓家庭作業變得多麼充實有趣。如果你是學生，在線上做作業可以得到即時回饋，那些將作業交出去後癡癡等著看哪幾題做對的日子，將從此一去不復返。數位化的作業也會更有互動性和個性化，幫助你在需要加強的地方下功夫，同時根據你的程度出題，試題難易適中，讓你信心倍增。

　　如果你是老師，將能看到學生做作業的速度，以及是否經常需要提示，因此更清楚掌握學生的狀況。也許只要滑鼠點一下，就會看到諾亞在某類問題上需要額外輔導，或者奧莉薇亞已經準備好做更難的閱讀作業。

　　數位工具也可以使課堂上的教學更個性化。我比較熟悉的例子是「高峰學習平台」（Summit Learning Platform），學生可以和老師一起挑一個目標，也許想進某所大學，或是為心目中的職涯做準備，然後再擬定一套數位學習計畫。在傳統課堂上，老師教的課之外，學生利用平台來測試自己的知識，評估自己的成績。透過這種方式，孩子可以自主決定要學什麼，有助於建立信心、好奇心和毅力。

　　這些技術其實已經開發了一段時間，直到疫情期間需求大增，才瞬間加快進展。未來幾年，蓋茲基金會將在這些數位工具上投入大量資源，再評量哪些效果最好。

　　在這方面，進展最快的科目之一是數學，特別是代數。「代數一」（Algebra I）是攸關高中生能否畢業的重要里程碑，卻也是不及格率最高的課程，考不過的學生只有五分之一的畢業機會，這個問題影響黑人、拉丁裔、貧困或必須苦讀英語的學生尤深，不利於他們未來的職涯發展和收入提升。[4]代數成績較差的孩子常常自覺數學不好，這種自我形象會一直困擾他們接下來的求學過程，數學題目的難度超過他們當下的程度，令他們倍感挫折，而隨著課程愈來愈進階，這些孩子就再也趕不上了。

以Zearn為例，這家致力於數位創新的公司，為小學生推出了一套全新的數學課程，幫助他們打好基礎，比如分式和運算次序等重要概念要是沒學好，就很難進階到高等數學。Zearn提供教材，幫助教育工作者制定教學計畫，並設計數位課程和數位作業，使數學作業變得更有趣。

我感到滿懷希望，像這樣的工具不但能幫助更多學生獲得好成績，也會減輕老師的負擔。在疫情最嚴重的時候，遠距教學使老師要兼顧的事情比平常更多，但往後會很不一樣，軟體最終會讓老師騰出更多時間，把心力放在能夠帶來最大價值的地方。

當然，新式數位教育工具能不能改變學習這件事，還要看孩子有沒有機會在家中使用科技。自疫情開始以來，這方面的差距已經縮小，未來也仍會持續縮小，但還是有許多孩子沒有像樣的電腦或穩定快速的網路可用。[5]特別是有色人種和來自低收入家庭的學生，而數位工具有助於縮小教育成果差距，這些學生正是最能從中受惠的人。[6]

因此，找到讓科技更普及的方法，就跟發展新科技一樣重要，數位化的實現程度，終究取決於數位科技的普及程度，不管教育還是其他領域都是如此。

數位新技術如何改變世界

1964年，貝爾電話公司（Bell Telephone）在世界博覽會上展出了史上第一具視訊電話，這具「影像電話」（Picturephone）看起來就像《傑森一家》（*The Jetsons*）*裡會有的東西，充滿未來感的橢圓管狀裝置上嵌入小小的即時影像。那年我8歲，從報紙上看到這款電話時，不敢相信照片中的東西是真的，更絕對想不到幾十年後，我會每天花好幾小時在視訊通話上。

當科技完全融入日常，成為生活中不可分割的一部分，我們很容易覺得平凡無奇。然而，只要靜下來想一想，就會發覺人類當前的數位能力很不可思議，我們現在能夠和彼此、和世界保持聯繫的方式，在以前的人看來簡直是天方夜譚。

對很多人來說，尤其住在照護中心的老年人，視訊通話已經成為跟外界保持聯繫的命脈。即使你已經厭倦了虛擬酒聚、虛擬慶生，也不能否認這樣的聯繫幫助我們熬過了疫情期間最黑暗的日子。

新冠疫情已經夠折磨人了，但想像一下，即使疫情只早個十年發生，隔離的狀態都會變得非常糟糕。雖然十年前已有視訊通話技術，但寬頻速度還不夠快，無法支持多人居家進行視訊會議。寬頻基礎設施之所以會在過去十年飛速發展，是因為大家晚上想上網飛（Netflix）追劇，到疫情開始的時候，頻寬

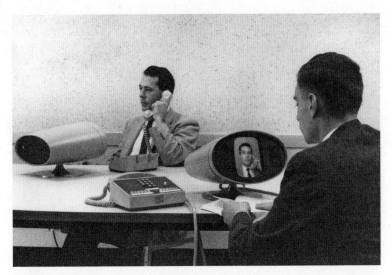

從 1964 年貝爾電話公司推出這種影像電話的早期原型至今，虛擬會議已經有了極大進展。[7]

已經發展到足以讓許多人在白天裡遠距工作。

　　事實是，沒有人能準確預測技術突破會如何影響未來，你可以設想某種新技術將如何改變世界的各種可能性，然後來一個新冠肺炎之類的事件，大家就不得不以新的方式使用手邊的工具。生物化學家卡里柯的先見之明令人讚歎，但我想就連她也絕沒想到，mRNA 疫苗有一天會成為終結大流行的功臣。

---

* 1960 年代的美國動畫電視劇集，是另一著名動畫電視劇集《摩登原始人》（*The Flintstones*）的未來時空版。

　　我等不及想看看未來幾年，數位技術的突破會如何往下發展。過去這幾年的技術進步，有望帶給我們更多彈性和選擇，使生活品質變得更好，甚至更有能力防治下一場大流行病。日後回顧，我猜歷史會把這段時期視為人類社會遭到極大破壞和損失的時期，但同時也是迸發巨大改變，讓未來能夠變得更好的時期。

名詞解釋

抗體（antibodies）：免疫系統製造的蛋白質，會抓住病原表面，試著中和病原的毒性。

抗原篩檢（antigen test）：是一種診斷疾病的方式，會尋找病原表面上的特定蛋白質。抗原篩檢的精確度略遜於PCR篩檢，但可以快速得到結果，不需要在實驗室操作，而且方便辨識受感染的人何時變得具傳染力。抗原篩檢採用側流式免疫測定法，是類似驗孕的較低成本診斷法。

突破性感染（breakthrough infection）：接種疫苗後仍感染該疾病的情況。

流行病預防創新聯盟（Coalition for Epidemic Preparedness Innovations，簡稱CEPI）：成立於2017年的非營利組織，旨在加速對治新傳染病的疫苗研製，也協助將疫苗配送分發到貧窮國家。

冷鏈（cold chain）：疫苗從製造工廠送往接種地點的運送過程中，須存放於適當溫度下的程序。

接觸者追蹤（contact tracing）：辨識哪些人曾接觸過特定

疾病病患的程序。

疫苗全球取得機制（COVAX）：為了將新冠疫苗送往中低收入國家的全球性計畫，由CEPI、Gavi疫苗聯盟，以及WHO共同召集。

效用（effectiveness）與功效（efficacy）：疫苗或藥物表現的評估。在醫療領域中，功效是指臨床試驗中的表現。效用是指在真實世界的表現。為了容易理解，我用效用代表兩者。

Gavi疫苗聯盟（Gavi, the Vaccine Alliance）：設立於2000年的非營利組織，旨在鼓勵製造商為貧窮國家降低疫苗的價格，以滿足這些國家長期的龐大需求。原名為全球疫苗與免疫聯盟（Global Alliance for Vaccines and Immunization）。

基因組、基因組定序（genome, genomic sequencing）：基因組是某種生物的基因密碼，所有活生物都有基因組，每個基因組都是獨一無二的。定序特定病原的基因組，是找出其基因資訊順序的程序。

全球疫病因應與動員（Global Epidemic Response and Mobilization，簡稱GERM）：GERM小組是蓋茲提出籌建的全球組織，旨在偵測及因應疾病爆發，預防演變為全球大流行。

全球基金會（Global Fund）：官方全名為「全球對抗愛滋病、肺結核和瘧疾基金會」，是一個非營利聯盟，旨在終結這三種疾病造成的疫情。

健康指標與評估研究所（Institute for Health Metrics and Evaluation，簡稱IHME）：隸屬華盛頓大學的研究單位，專門研究與估算全球人口的健康狀況，並用電腦模組找出不同變數之間的因果關係，協助發展與引導公衛決策。

單株抗體（mAbs）：這些抗體是由病患血液中分離出來，或在實驗室設計後，複製數十億次而產生，可以治療受感染的病患，用來治療某些疾病。

信使核糖核酸（messenger RNA，簡稱mRNA）：mRNA作用之一，是引導體內蛋白質的製造。作用方式是引進基因密碼，教導你的細胞製造與特定病毒表面雷同的形狀，促使你的免疫系統製造對抗該病毒的抗體。

非藥物介入措施（nonpharmaceutical interventions，簡稱NPIs）：在不使用疫苗或藥物的前提下，減少傳染病擴散的政策與工具。常見的NPIs包括口罩、社交距離、隔離、關閉商家與學校、旅遊禁令，以及接觸者追蹤。

PCR篩檢：聚合酶連鎖反應，是疾病診斷的黃金標準。

西雅圖冠狀病毒評估網（Seattle Coronavirus Assessment Network，簡稱SCAN）：與西雅圖流感研究計畫合作，研究呼吸道疾病如何在社區內擴散。

世界衛生組織（World Health Organization，簡稱WHO）：是聯合國機構之一，負責全球公共衛生議題。

謝誌

　　我要感謝蓋茲基金會的所有工作人員、受託單位、受贈單位以及合作夥伴，你們在疫情期間孜孜不倦地提供協助，這樣的熱情和奉獻精神令我深受鼓舞。我和梅琳達很幸運，能和一群這麼有才華的人一起工作。

　　撰寫這本書，就好像在射擊移動中的目標一樣，幾乎每天都有新的資訊進來，因此需要一支團隊在背後通力合作，才有可能掌握最新的資料和分析。在此感謝每一位幫助我完成這本書的人。

　　我的每一本書，都是跟一位或多位夥伴一起寫作和研究，才得以完成。繼我的上一本書之後，Josh Daniel 再次在這本書中發揮他高超的寫作技巧，協助我用簡單明瞭的語言，解釋複雜深奧的議題。他和 Paul Nevin 和 Casey Selwyn 共同組成絕佳的三人組，進行深度研究，並綜合多個領域專家的觀點，更常適時幫助我釐清自己的想法。我很感謝他們的寶貴意見，也很敬佩他們的不辭勞苦。

　　這本書也受益於蓋茲基金會的許多人，他們提供了真知灼見，這些人包括Mark Suzman、特雷佛‧蒙戴爾、Chris Elias、Gargee Ghosh、Anita Zaidi、Scott Dowell、Dan Wattendorf、Lynda Stuart、Orin Levine、David Blazes、凱思‧克盧格曼，以及Susan Byrnes。他們在疫情期間的繁重工作之下，還跟我一起開腦力激盪會議、審讀書稿。還有許多基金會同仁提供專業意見、協助研究，或針對書稿回饋想法，他們包括：Hari Menon、Oumar Seydi、Zhi-Jie Zheng、Natalie Africa、Mary Aikenhead、Jennifer Alcorn、Valerie Nkamgang Bemo、Adrien de Chaisemartin、Jeff Chertack、Chris Culver、Emily Dansereau、Peter Dull、Ken Duncan、Emilio Emini、Mike Famulare、Michael Galway、Allan Golston、Vishal Gujadhur、Dan Hartman、Vivian Hsu、Hao Hu、Emily Inslee、Carl Kirkwood、Dennis Lee、Murray Lumpkin、Barbara Mahon、Helen Matzger、Georgina Murphy、Rob Nabors、Natalie Revelle、David Robinson、Torey de Rozario、Tanya Shewchuk、Duncan Steele、Katherine Tan、Brad Tytel、David Vaughn、Philip Welkhoff、Edward Wenger、Jay Wenger、Greg Widmyer以及Brad Wilken。基金會的溝通和宣導團隊不但協助做研究，還會繼續推動本書的使命，協助我把書中理念轉化為具體的改變，讓全球為應付下一場重大疫情做好更充分的準備。

感謝給本書初稿提供周到意見的朋友，包括：安東尼‧佛奇、David Morens、湯姆·費里登、比爾·費吉、Seth Berkley、賴瑞·布萊恩、Sheila Gulati以及Brad Smith。

我還要感謝蓋茲創投（Gates Ventures）的多位夥伴，這本書能夠問世，他們功不可沒。

Larry Cohen的領導力和遠見卓識，既難得又重要，我欣賞他冷靜的頭腦、明智的指引，以及對我們一起努力的事業無私的付出。

Niranjan Bose給我專業意見，幫我釐清許多技術性的細節。Becky Bartlein和全球衛生典範團隊的其他成員幫我充實了許多細節，說明為什麼有些國家做得比其他國家好很多。

Alex Reid周到地帶領溝通團隊負責本書的出版問世；Joanna Fuller協助我蒐集西雅圖流感研究和西雅圖冠狀病毒評估網的所有細節。

Andy Cook領導網路策略工作，把這本書的訊息公布到我的官網、社群媒體，以及其他網路平台。

Ian Saunders領導創意團隊，協助本書推出市場，打了漂亮的一仗。

Meghan Groob提供了寶貴的編輯專業意見，特別是〈後記〉這一章。Anu Horsman領導本書的美術設計工作，Jen Krajicek在幕後監督本書的印製出版，Brent Christofferson負責監督示意圖表的製作，其中圖表由Beyond Words工作室製作，插畫由Jono Hey繪製。

感謝John Murphy，協助我找到許多位新冠抗疫英雄，並且深入認識他們的事蹟。

Greg Martinez和Jennie Lyman幫助我了解最新的科技趨勢，對〈後記〉這一章貢獻特別大。

Gregg Eskenazi和Laura Ayers負責協商合約，並為書中引用的幾十筆資料來源爭取授權許可。

還有許多人在本書的創作和出版過程中發揮了重要作用，包括：Katie Rupp、Kerry McNellis、Mara MacLean、Naomi Zukor、Cailin Wyatt、Chloe Johnson、Tyler Hughes、Margaret Holsinger、Josh Friedman、Ada Arinze、Darya Fenton、Emily Warden、Zephira Davis、Khiota Therrien、Abbey Loos、K.J. Sherman、Lisa Bishop、Tony Hoelscher、Bob Regan、Chelsea Katzenberg、Jayson Wilkinson、Maheen Sahoo、Kim McGee、Sebastian Majewski、Pia Dierking、Hermes Arriola、Anna Dahlquist、Sean Williams、Bradley Castaneda、Jacqueline Smith、Camille Balsamo-Gillis以及David Sanger。

我還要感謝蓋茲創投這支優秀團隊的其他成員：Aubree Bogdonovich、Hillary Bounds、Patrick Brannelly、Gretchen Burk、Maren Claassen、Matt Clement、Quinn Cornelius、Alexandra Crosby、Prarthna Desai、Jen Kidwell Drake、Sarah Fosmo、

Lindsey Funari、Nathaniel Gerth、Jonah Goldman、Andrea Vargas Guerra、Rodi Guidero、Rob Guth、Rowan Hussein、Jeffrey Huston、Gloria Ikilezi、Farhad Imam、Tricia Jester、Lauren Jiloty、Goutham Kandru、Sarah Kester、Liesel Kiel、Meredith Kimball、Jen Langston、Siobhan Lazenby、Anne Liu、Mike Maguire、Kristina Malzbender、Amelia Mayberry、Caitlin McHugh、Emma McHugh、Angelina Meadows、Joe Michaels、Craig Miller、Ray Minchew、Valerie Morones、Henry Moyers、Dillon Mydland、Kyle Nettelbladt、Bridgette O'Connor、Patrick Owens、Dreanna Perkins、Mukta Phatak、David Vogt Phillips、Tony Pound、Shirley Prasad、Zahra Radjavi、Kate Reizner、Chelsea Roberts、Brian Sanders、Bennett Sherry、Kevin Smallwood、Steve Springmeyer、Aishwarya Sukumar、Jordan-Tate Thomas、Alicia Thompson、Caroline Tilden、Rikki Vincent、Courtney Voigt、William Wang、Stephanie Williams、Sunrise Swanson Williams、Tyler Wilson、Sydney Yang、Jamal Yearwood 以及 Mariah Young。

　　特別感謝蓋茲創投和蓋茲基金會的人力資源團隊，感謝他們在新冠疫情期間所做的一切，在維持強大的組織文化的同時，仍把每位同仁的健康和安全放在第一位。

　　Chris Murray 及其 IHME 團隊協助本書進行一系列的研究、建立模型和分析，為我的想法以及書中的許多圖表和統計資料提供知識基礎。

Max Roser 經營的 Our World in Data 網站是極為珍貴的資源，我在寫這本書的過程中隨時都會參考上面的資料。

如果沒有克諾夫（Knopf）出版社總編輯 Robert Gottlieb 的不懈支持，這本書不可能出版，多虧他的指導，讓我們把這本書寫得淺顯易懂。

Katherine Hourigan 協調整個編輯出版過程，讓我們在緊湊的期限內仍能趕上（自我要求的）進度。

我還要感謝企鵝藍燈書屋（Penguin Random House）和每一位支持與協助這本書出版的人：Reagan Arthur、Maya Mavjee、Anne Achenbaum、Andy Hughes、Ellen Feldman、Mike Collica、Chris Gillespie、Erinn Hartman、Jessica Purcell、Julianne Clancy、Amy Hagedorn、Laura Keefe、Suzanne Smith、Serena Lehman 以及 Kate Hughes。

巴菲特（Warren Buffett）在 2006 年第一次承諾支持蓋茲基金會，從那以後，他的慷慨解囊讓我們得以擴大和深化在全球各地的工作。他對基金會的承諾令我深感榮幸，能和他做朋友真是我的福氣。

從 1987 年和梅琳達相遇的那天起，我一直從她身上學到很多，我為我們共同建立的家庭和一起創辦的基金會深感驕傲。

最後，我要感謝 Jenn、Rory 和 Phoebe。寫下本書的這一年，全球的日子都很不好過，私底下，我們的家庭亦復如是。
我很感激他們一直以來的支持與愛，對我個人來說，沒有什麼
比當他們的父親更重要的了。

注釋

前言

1. Hien Lau et al., "The Positive Impact of Lockdown in Wuhan on Containing the COVID-19 Outbreak in China," *Journal of Travel Medicine* 27, no. 3 (April 2020).

2. Nicholas D. Kristof, "For Third World, Water Is Still a Deadly Drink," *New York Times,* Jan. 9, 1997.

3. From *The New York Times*. © 1997 The New York Times Company. All rights reserved. Used under license.

4. World Bank, World Development Report 1993, https://elibrary.worldbank.org.

5. World Health Organization (WHO), "Number of New HIV Infections," https://www.who.int.

6. "Managing Epidemics: Key Facts About Major Deadly Diseases," WHO, 2018, https://who.int.

7. 資料來源：Institute for Health Metrics and Evaluation (IHME) at the University of Washington, Global Burden of Disease Study 2019, https://healthdata.org.

8. Institute for Health Metrics and Evaluation, GBD Compare, https://vizhub.healthdata.org/gbd-compare/.

9. 照片提供：Eye Ubiquitous/Universal Images Group via Getty Images.

10. 照片提供：Fototeca Storica Nazionale via Getty Images.

11. Our World in Data, "Tourism," https://www.ourworldindata.org.

12. "2014–2016 Ebola Outbreak in West Africa," Centers for Disease Control and Prevention (CDC), https://www.cdc.gov.

13 照片提供：Enrico Dagnino/*Paris Match* via Getty Images.

14. Seth Borenstein, "Science Chief Wants Next Pandemic Vaccine Ready in 100 Days," Associated Press, June 2, 2021.

15. WHO, "Global Influenza Strategy 2019–2030," https://www.who.int.

第一章

1. Our World in Data, "Estimated Cumulative Excess Deaths Per 100,000 People During COVID-19," https://ourworldindata .org/.

2. 全球超額死亡估計數包含官方紀錄的新冠確診病患死亡人數、歸因於新冠肺炎的額外死亡估計人數，以及在 2021 年 12 月以前因各種疫情因素而死亡的所有人數。資料來源：Institute for Health Metrics and Evaluation (IHME) at the University of Washington (2021).

3. Our World in Data, "Estimated Cumulative Excess Deaths per 100,000 People During COVID-19," https://ourworldindata .org.

4. 每日新增病例（七日內的滾動平均值）。資料來源："Emerging COVID-19 Success Story: Vietnam's Commitment to Containment," Exemplars in Global Health program, https://www .exemplars.health (published March 2021; accessed Jan. 2022). Using data extracted from Hannah Ritchie et al., "Coronavirus Pandemic (COVID-19)" (2020), published online at OurWorldInData.org, https://ourworldindata .org/coronavirus.

5. T. J. Bollyky et al., "Pandemic Preparedness and COVID-19: An Exploratory Analysis of Infection and Fatality Rates, and Contextual Factors Associated with Preparedness in 177 Countries, from January 1, 2020, to September 30, 2021,"

The Lancet, in press.

6.　照片提供：Sally Hayden/SOPA Images/LightRocket via Getty Images.

7.　Prosper Behumbiize, "Electronic COVID-19 Point of Entry Screening and Travel Pass DHIS2 Implementation at Ugandan Borders," https://community. dhis2.org.

8.　"7 Unsung Heroes of the Pandemic," *Gates Notes,* https://gatesnotes.com.

9.　照片提供：The Gates Notes, LLC/Ryan Lobo.

10.　WHO, "Health and Care Worker Deaths During COVID-19," https://www.who. int.

11.　This account of David Sencer's experience is based on this interview: Victoria Harden (interviewer) and David Sencer (interviewee), CDC, "SENCER, DAVID J.," *The Global Health Chronicles,* https://globalhealthchronicles.org/ (accessed Dec. 28, 2021).

12.　Kenrad E. Nelson, "Invited Commentary: Influenza Vaccine and Guillain-Barré Syndrome—Is There a Risk?," *American Journal of Epidemiology* 175, no. 11 (June 1, 2012): 1129–32.

13.　UNICEF, "COVID-19 Vaccine Market Dashboard," https://www.unicef.org; and data provided by Linksbridge.

14.　Hans Rosling, *Ten Reasons We're Wrong About the World—and Why Things Are Better Than You Think* (Flatiron Books, 2018).

第二章

1.　Michael Ng, "Cohorts of Vigiles," in *The Encyclopedia of the Roman Army* (2015): 122–276.

2.　Merrimack Fire, Rescue, and EMS, "The History of Firefighting," https://www. merrimacknh.gov/about -fire-rescue.

3. U.S. Bureau of Labor Statistics, "Occupational Employment and Wages, May 2020," https://www.bls.gov/; National Fire Protection Association, "U.S. Fire Department Profile 2018," https://www .nfpa.org.

4. Thatching Info, "Thatching in the City of London," https://www.thatchinginfo. com/.

5. National Fire Protection Association, https://www.nfpa.org.

6. Global Polio Eradication Initiative (GPEI), "History of Polio," https://www. polioeradication.org/.

7. 圖中的數據只限於野生株小兒麻痺症病毒的感染案例。資料來源：WHO, Progress Towards Global Immunization Goals, 2011 (accessed Jan. 2022), data provided by 194 WHO Member States.

8. GPEI, https://www.polioeradication.org.

9. 照片提供：© UNICEF/UN0581966/Herwig.

10. Interview with Dr. Shahzad Baig, National Coordinator, Pakistan National Emergency Operation Centre, July 2021.

11. IISS, "Global Defence-Spending on the Up, Despite Economic Crunch," https:// www.iiss.org.

第三章

1. CDC, "Integrated Disease Surveillance and Response (IDSR)," https://www. cdc.gov.

2. A. Clara et al., "Developing Monitoring and Evaluation Tools for Event-Based Surveillance: Experience from Vietnam," *Global Health* 16, no. 38 (2020).

3. "Global Report on Health Data Systems and Capacity, 2020," https://www.who. int.

4. IHME, "Global COVID-19 Results Briefing," Nov. 3, 2021, https://www.

healthdata.org.

5. IHME results briefings for the European Union and Africa, https://healthdata. org.

6. Estimates generated by the Vaccine Impact Modeling Consortium based on its publication by Jaspreet Toor et al., "Lives Saved with Vaccination for 10 Pathogens Across 112 Countries in a Pre-COVID-19 world," July 13, 2021.

7. CHAMPS, "A Global Network Saving Lives," https://champshealth.org.

8. MITS Alliance, "What Is MITS?," https://mitsalliance.org.

9. 照片提供：The Gates Notes, LLC/Curator Pictures, LLC.

10. Cormac Sheridan, "Coronavirus and the Race to Distribute Reliable Diagnostics," *Nature Biotechnology* 38 (April 2020): 379–91.

11. LGC, Biosearch Technologies, Nexar technical specs, https://www.biosearchtech. com.

12. 照片提供：LGC, Biosearch Technologies™.

13. Email correspondence with Lea Starita of the Advanced Technology Lab at Brotman Baty Institute.

14. 數據取自 2021 年 12 月 9 日，每日感染確診數代表每日通報的案例數目。感染估計數是每日感染新冠病毒的估計人數，包括未接受檢測者。關於新冠肺炎的數據來自2020年2月至4月1日之間。資料來源：IHME。

15. Sheri Fink and Mike Baker, "Coronavirus May Have Spread in U.S. for Weeks, Gene Sequencing Suggests," *New York Times,* March 1, 2020.

16. Oxford Nanopore, "Oxford Nanopore, the Bill and Melinda Gates Foundation, Africa Centres for Disease Control and Prevention and Other Partners Collaborate to Transform Disease Surveillance in Africa," https://nanoporetech. com.

17. Neil M. Ferguson et al., "Report 9—Impact of Non-Pharmaceutical Interventions (NPIs) to Reduce COVID-19 Mortality and Healthcare Demand," https://www.imperial.ac.uk.

第四章

1. Bill Gates, "Where Do Vaccine Fears Come From?," https://www.gatesnotes.com.

2. 照片提供：Gado via Getty Images.

3. Steffen Juranek and Floris T. Zoutman, "The Effect of Non-Pharmaceutical Interventions on the Demand for Health Care and on Mortality: Evidence from COVID-19 in Scandinavia," *Journal of Population Economics* (July 2021): 1–22, doi:10.1007/s00148-021-00868-9.

4. Solomon Hsiang et al., "The Effect of Large-Scale Anti-Contagion Policies on the COVID-19 Pandemic," *Nature* 584, no. 7820 (Aug. 2020): 262–67, doi:10.1038/s41586-020-2404-8.

5. UNESCO, "School Closures and Regional Policies to Mitigate Learning Losses in Asia Pacific," https://uis .unesco.org.

6. UNESCO.

7. Emma Dorn et al., "COVID-19 and Learning Loss—Disparities Grow and Students Need Help," McKinsey & Company, Dec. 8, 2020, https://www.mckinsey.com.

8. CDC, "Science Brief: Transmission of SARS-CoV-2 in K–12 Schools and Early Care and Education Programs—Updated," Dec. 2021, https://www.cdc.gov.

9. Victor Chernozhukov et al., "The Association of Opening K–12 Schools with the Spread of COVID-19 in the United States: County-Level Panel Data Analysis," *Proceedings of the National Academy of Sciences* (Oct. 2021): 118.

10. 感染致死率的估計值包括了在疫苗問世以前，2020 年間全球死於新冠肺炎的估計人數（不限男女）。資料來源：IHME。

11. Joakim A. Weill et al., "Social Distancing Responses to COVID-19 Emergency Declarations Strongly Differentiated by Income," *Proceedings of the National Academy of Sciences of the United States of America* (Aug. 2020): 19658–60.

12. CDC, "Frequently Asked Questions About Estimated Flu Burden," https://www.cdc.gov; WHO, "Ask the Expert: Influenza Q&A," https://www.who.int.

13. "Why Many Countries Failed at COVID Contact-Tracing—but Some Got It Right," *Nature,* Dec. 14, 2020.

14. Ha-Linh Quach et al., "Successful Containment of a Flight-Imported COVID-19 Outbreak Through Extensive Contact Tracing, Systematic Testing and Mandatory Quarantine: Lessons from Vietnam," *Travel Medicine and Infectious Disease* 42 (Aug. 2021).

15. R. Ryan Lash et al., "COVID-19 Contact Tracing in Two Counties—North Carolina, June–July 2020," *MMWR: Morbidity and Mortality Weekly Report* 69 (Sept. 25, 2020).

16. B. C. Young et al., "Daily Testing for Contacts of Individuals with SARS-CoV-2 Infection and Attendance and SARS-CoV-2 Transmission in English Secondary Schools and Colleges: An Open-Label, Cluster-Randomised Trial," *The Lancet* (Sept. 2021).

17. Billy J. Gardner and A. Marm Kilpatrick, "Contact Tracing Efficiency, Transmission Heterogeneity, and Accelerating COVID-19 Epidemics," *PLOS Computational Biology* (June 17, 2021).

18. Dillon C. Adam et al., "Clustering and Superspreading Potential of SARS-CoV-2 Infections in Hong Kong," *Nature Medicine* (Sept. 2020).

19. Kim Sneppen et al., "Overdispersion in COVID-19 Increases the Effectiveness

of Limiting Nonrepetitive Contacts for Transmission Control," *Proceedings of the National Academy of Sciences of the United States of America* 118, no. 14 (April 2021).

20. W. J. Bradshaw et al., "Bidirectional Contact Tracing Could Dramatically Improve COVID-19 Control," *Nature Communications* (Jan. 2021).

21. Akira Endo et al., "Implication of Backward Contact Tracing in the Presence of Overdispersed Transmission in COVID-19 Outbreaks," *Wellcome Open Research* 5, no. 239 (2021).

22. Anthea L. Katelaris et al., "Epidemiologic Evidence for Airborne Transmission of SARS-CoV-2 During Church Singing, Australia, 2020," *Emerging Infectious Diseases* 27, no. 6 (2021): 1677.

23. Jianyun Lu et al., "COVID-19 Outbreak Associated with Air Conditioning in Restaurant, Guangzhou, China, 2020," *Emerging Infectious Diseases* 26, no. 7 (2020): 1628.

24. Nick Eichler et al., "Transmission of Severe Acute Respiratory Syndrome Coronavirus 2 During Border Quarantine and Air Travel, New Zealand (Aotearoa)," *Emerging Infectious Diseases* 27, no. 5 (2021): 1274.

25. CDC, "Science Brief: SARS-CoV-2 and Surface (Fomite) Transmission for Indoor Community Environments," April 2021, https://www.cdc.gov.

26. Apoorva Mandavilli, "Is the Coronavirus Getting Better at Airborne Transmission?," *New York Times,* Oct. 1, 2021.

27. Rommie Amaro et al., "#COVID isAirborne: AI-Enabled Multiscale Computational Microscopy of Delta SARS-CoV-2 in a Respiratory Aerosol," Nov. 17, 2021, https://sc21.super computing.org.

28. Christos Lynteris, "Why Do People Really Wear Face Masks During an Epidemic?," *New York Times,* Feb. 13, 2020; Wudan Yan, "What Can and Can't

Be Learned from a Doctor in China Who Pioneered Masks," *New York Times,* May 24, 2021.

29. M. Joshua Hendrix et al., "Absence of Apparent Transmission of SARS-CoV-2 from Two Stylists After Exposure at a Hair Salon with a Universal Face Covering Policy—Springfield, Missouri, May 2020," *Morbidity and Mortality Weekly Report* 69 (2020): 930–32.

30. J. T. Brooks et al., "Maximizing Fit for Cloth and Medical Procedure Masks to Improve Performance and Reduce SARS-CoV-2 Transmission and Exposure," *Morbidity and Mortality Weekly Report* 70 (2021): 254–57.

31. Siddhartha Verma et al., "Visualizing the Effectiveness of Face Masks in Obstructing Respiratory Jets," *Physics of Fluids* 32, no. 061708 (2020).

32. J. T. Brooks et al., "Maximizing Fit for Cloth and Medical Procedure Masks to Improve Performance and Reduce SARS-CoV-2 Transmission and Exposure," *Morbidity and Mortality Weekly Report* 70 (2021): 254–57.

33. Gholamhossein Bagheri et al., "An Upper Bound on One-to-One Exposure to Infectious Human Respiratory Particles," *Proceedings of the National Academy of Sciences* 118, no. 49 (Dec. 2021).

34. 圖片提供： The Gates Notes, LLC/Sean Williams.

35. Christine Hauser, "The Mask Slackers of 1918," *New York Times,* Dec. 10, 2020.

36. Jason Abaluck et al., "Impact of Community Masking on COVID-19: A Cluster-Randomized Trial in Bangladesh," *Science,* Dec. 2, 2021.

第五章

1. Tedros Adhanom Ghebreyesus, remarks at the Munich Security Conference, Feb. 15, 2020, https://www.who.int.

2. WHO, "Coronavirus Disease (COVID-19) Advice for the Public: Mythbusters," May 2021, https://www .who .int; Ian Freckelton, "COVID-19: Fear, Quackery, False Representations and the Law," *International Journal of Law and Psychiatry* 72, no. 101611 (Sept.–Oct. 2020).

3. U.S. National Library of Medicine, https://clinicaltrials.gov (search for "COVID-19 and hydroxychloroquine"); Peter Horby and Martin Landray, "No Clinical Benefit from Use of Hydroxychloroquine in Hospitalised Patients with COVID-19," June 5, 2020, https://www.recoverytrial.net.

4. Aliza Nadi, " 'Lifesaving' Lupus Drug in Short Supply After Trump Touts Possible Coronavirus Treatment," NBC News, March 23, 2020.

5. The Recovery Collaborative Group, "Dexamethasone in Hospitalized Patients with Covid-19," *New England Journal of Medicine,* Feb. 25, 2021.

6. Africa Medical Supplies Platform, July 17, 2020, https://amsp.africa; Ruth Okwumbu-Imafidon, "UNICEF in Negotiations to Buy COVID-19 Drug for 4.5 Million Patients in Poor Countries," *Nairametrics,* July 30, 2020.

7. England National Health Service, "COVID Treatment Developed in the NHS Saves a Million Lives," March 23, 2021, https://www.england.nhs.uk.

8. Robert L. Gottlieb et al., "Early Remdesivir to Prevent Progression to Severe Covid-19 in Outpatients," *New England Journal of Medicine,* Dec. 22, 2021.

9. U.S. National Institutes of Health, "Table 3a. Anti-SARS-CoV-2 Monoclonal Antibodies: Selected Clinical Data," Dec. 2021, https://www.covid19treatmentguidelines.nih.gov.

10. Pfizer, "Pfizer's Novel COVID-19 Oral Antiviral Treatment Candidate Reduced Risk of Hospitalization or Death by 89% in Interim Analysis of Phase 2/3 EPIC-HR Study," Nov. 5, 2021, https://www.pfizer.com/.

11. WHO, "COVID-19 Clinical Management/Living Guidance," Jan. 25, 2021,

https://www.who.int.

12. Clinton Health Access Initiative, "Closing the Oxygen Gap," Feb. 2020, https://www.clintonhealthaccess.org/.

13. https://hewatele.org/.

14. "Stone Age Man Used Dentist Drill," BBC News, April 6, 2006.

15. Rachel Hajar, "History of Medicine

16. Alan Wayne Jones, "Early Drug Discovery and the Rise of Pharmaceutical Chemistry," *Drug Testing and Analysis* 3, no. 6 (June 2011): 337–44; Melissa Coleman and Jane Moon, "Antifebrine: A Happy Accident Gives Way to Serious Blues," *Anesthesiology* 134 (2021): 783.

17. Arun Bhatt, "Evolution of Clinical Research: A History Before and Beyond James Lind," *Perspectives in Clinical Research* 1, no. 1 (2010): 6–10.

18. U.K. Research and Innovation, "The Recovery Trial," https://www.ukri.org.

19. Center for Global Development, "Background Research and Landscaping Analysis on Global Health Commodity Procurement," May 2018, https://www.cgdev.org.

20. WHO, "Impact Assessment of WHO Prequalification and Systems Supporting Activities," June 2019, https://www.who.int.

21. U.S. Food and Drug Administration, "Generic Drugs," https://www.fda.gov.

第六章

1. 疾病發現年份是該病毒首度從病患樣本中分離出來的時間；疫苗上市是預防個別疾病的首支廣用疫苗上市時間；百日咳、小兒麻痺症和麻疹的全球疫苗接種率是一歲嬰兒接種疫苗對抗這些疾病的比例；新冠疫苗接種率包括所有截至 2021 年 12 月有資格接種疫苗的人口。資料來源：Samantha Vanderslott, Bernadeta Dadonaite, and Max Roser,

"Vaccination" (2013), published online at OurWorldInData.org, retrieved from https://ourworldindata.org/vaccination. CC BY 4.0.

2. Asher Mullard, "COVID-19 Vaccine Development Pipeline Gears Up," *The Lancet,* June 6, 2020.

3. Siddhartha Mukherjee, "Can a Vaccine for Covid-19 Be Developed in Time?," *New York Times,* June 9, 2020.

4. WHO, "WHO Issues Its First Emergency Use Validation for a COVID-19 Vaccine and Emphasizes Need for Equitable Global Access," Dec. 31, 2020, https://www.who.int.

5. CDC, "Vaccine Safety: Overview, History, and How the Safety Process Works," Sept. 9, 2020, https://www.cdc.gov.

6. "Maurice Hilleman," Wikipedia, Dec. 2021.

7. 過去疫苗研發最快的紀錄是四年（腮腺炎疫苗），由希爾曼研發。新冠疫苗的研發花了一年，這個時間表指的是從開始研發疫苗，到輝瑞與 BioNTech 合作生產的疫苗得到緊急使用許可為止。資料來源 Reprinted with permission. N Engl J Med 2020; 382:1969–1973. Copyright 2020, Massachusetts Medical Society.

8. 照片（左）：Paul Hennessy/SOPA Images/LightRocket via Getty Images；照片（右）：Brian Ongoro/AFP via Getty Images.

9. Gavi, "Our Impact," Sept. 21, 2020, https://www .gavi.org/.

10. 孩童接種疫苗累計人數只包括 2016 年至 2020 年間，透過常規系統接種 Gavi 支持的疫苗的數目。5 歲以下兒童死亡數指的是出生於任何 Gavi 支援國家兒童在 5 歲以前死亡的平均機率。資料來源：Gavi Annual Progress Report 2020; United Nations Inter-agency Group for Child Mortality Estimation 2021.

11. Joseph A. DiMasia et al., "Innovation in the Pharmaceutical Industry: New

Estimates of R&D Costs," *Journal of Health Economics* (May 2016): 20–33.

12. CEPI, "Board 24–25 June 2021 Meeting Summary," Aug. 19, 2021, https://www.cepi.net/.

13. Benjamin Mueller and Rebecca Robbins, "Where a Vast Global Vaccination Program Went Wrong," *New York Times,* Oct. 7, 2021.

14. The Gates Notes, LLC/Studio Muti.

15. J. J. Wheeler et al., "Stabilized Plasmid-Lipid Particles: Construction and Characterization," *Gene Therapy* (Feb. 1999): 271–81.

16. Nathan Vardi, "Covid's Forgotten Hero: The Untold Story of the Scientist Whose Breakthrough Made the Vaccines Possible," *Forbes,* Aug. 17, 2021.

17. "COVID-19 Vaccine Doses Administered by Manufacturer, Japan," Our World in Data, Jan. 2022, https://www.ourworldindata.org.

18. 2022 年 1 月為止核准列入 WHO 緊急使用疫苗名單的疫苗。關於估計提供劑量的數據來自 Linksbridge 媒體監測與新冠疫苗市場統計平台，https://www .unicef.org.

19. Patrick K. Turley, "Vaccine: From *Vacca,* a Cow," U.S. National Library of Medicine, March 29, 2021, https://www .ncbi.nlm.nih.gov/.

20. "Antitoxin Contamination," *The History of Vaccines,* https://www.historyofvaccines.org/.

21. "The Biologics Control Act," *The History of Vaccines,* https://www.historyofvaccines.org/.

22. The exploratory stage: "Vaccine Development, Testing, and Regulation," *The History of Vaccines,* Jan. 17, 2018, https://www.historyofvaccines.org/; "Phases of Clinical Trials," BrightFocus Foundation, https://www.bright focus.org/.

23. Cormac O'Sullivan et al., "Why Tech Transfer May Be Critical to Beating COVID-19," McKinsey & Company, July 23, 2020, https://www.mckinsey.com.

24. Hannah Ritchie et al., "Coronavirus Pandemic (COVID-19)," Our World in Data, Jan. 2022, https://www .ourworldindata.org/.

25. "American Pandemic Preparedness: Transforming Our Capabilities," White House, Sept. 2021, https://www.whitehouse.gov/.

26. 接種疫苗的人口代表按照程序接種至少一劑疫苗的人數，不包含受新冠病毒感染的人。資料來源： Official data collated by Our World in Data. CC BY 4.0.

27. "Indian Manufacturer Cuts Price of Childhood Vaccine by 30 Percent," Gavi, April 18, 2013, https://www.gavi.org/.

28. Melissa Malhame et al., "Shaping Markets to Benefit Global Health—a 15-Year History and Lessons Learned from the Pentavalent Vaccine Market," *Vaccine: X,* Aug. 9, 2019.

29. "India Completes National Introduction of Pneumococcal Conjugate Vaccine," Gavi, Nov. 12, 2021, https://www.gavi .org/; "GBD Compare," IHME, https://www.healthdata.org/.

30. WHO, Diphtheria tetanus toxoid and pertussis (DTP3), 2021 (accessed Jan. 2022); data provided by the World Bank Income Group: https://apps.who.int/gho/data. CC BY 4.0.

31. 照片提供：The Gates Notes, LLC/Uma Bista.

32. CDC, "Measles Vaccination," https://www.cdc.gov.

33. W. Ian Lipkin, Larry Brilliant, and Lisa Danzig, "Winning by a Nose in the Fight Against COVID-19," *The Hill,* Jan. 1, 2022.

34. 照片提供：The Gates Notes, LLC/Jason J. Mulikita.

第七章

1. Kathryn Schulz, "The Really Big One," *The New Yorker*, July 13, 2015.

2. Washington Military Department, "Looking at Successes of Cascadia Rising and Preparing for Our Next Big Exercise," June 7, 2018, https://m.mil.wa.gov; Emergency Management Division, "Washington State 2016 Cascadia Rising Exercise, After-Action Report," rev. Aug. 1, 2018, https://mil.wa.gov/.

3. WHO, "A Practical Guide for Developing and Conducting Simulation Exercises to Test and Validate Pandemic Influenza Preparedness Plans," 2018, https://www.who.int.

4. Karen Reddin et al., "Evaluating Simulations as Preparation for Health Crises Like CoVID-19: Insights on Incorporating Simulation Exercises for Effective Response," International Journal of Disaster Risk Reduction 59 (June 1, 2021): 102245.

5. David Pegg, "What Was Exercise Cygnus and What Did It Find?" The Guardian, May 7, 2020.

6. U.S. Department of Health and Human Services, "Crimson Contagion 2019 Functional Exercise After-Action Report," Jan. 2020, accessed via https://www.governmentattic.org.

7. Tara O'Toole, Mair Michael, and Thomas V. Inglesby, "Shining Light on 'Dark Winter,'" Clinical Infectious Diseases 34, no. 7 (April 1, 2002): 972–83.

8. Kathy Scott, "Orland Int'l Battles Full-Scale Emergency (Exercise)," Airport Improvement, July–Aug. 2013.

9. Sam LaGrone, "Large Scale Exercise 2021 Tests How Navy, Marines Could Fight a Future Global Battle," USNI News, Aug. 9, 2021.

10. Alexey Clara et al., "Testing Early Warning and Response Systems Through a Full-Scale Exercise in Vietnam," BMC Public Health 21, no. 409 (2021).

11. Nathan Myhrvold, "Strategic Terrorism: A Call to Action," Lawfare, https://paper.ssrn.com.

12. 與費吉的電子郵件往返。

第八章

1. Samantha Artiga, Latoya Hill, and Sweta Haldar, "COVID-19 Cases and Deaths by Race/Ethnicity: Current Data and Changes over Time," https://www.kff.org.

2. Daniel Gerszon Mahler et al., "Updated Estimates of the Impact of COVID-19 on Global Poverty: Turning the Corner on the Pandemic in 2021?" World Bank Blogs, June 24, 2021, https://blogs.worldbank.org/.

3. Tedros Adhanom Ghebreyesus, "WHO Director-General's Opening Remarks at 148th Session of the Executive Board," Jan. 18, 2021, https://www.who.int.

4. Weiyi Cai et al., "The Pandemic Has Split in Two," New York Times, May 15, 2021.

5. James Morris, "Rich Countries Hoarding COVID Vaccines Is 'Grotesque Moral Outrage' That Leaves UK at Risk, WHO Warns," Yahoo News UK, May 6, 2021.

6. Our World in Data, "Share of the Population Fully Vaccinated Against COVID-19," https://www.ourworldindata.org.

7. Our World in Data, "Estimated Cumulative Excess Deaths During COVID, World," https://www.ourworldindata.org.

8. IHME, "GBD Compare," https://healthdata.org (accessed Dec. 31, 2021).

9. 每 10 萬人口死亡人數，高收入北美地區包括美國、加拿大和格陵蘭。資料來源：Institute for Health Metrics and Evaluation (IHME) at the University of Washington, Global Burden of Disease Study 2019.

10. "WHO, Life Expectancy at Birth (Years)," https://www.who.int.

11. 5 歲以下兒童死亡率，即出生到滿 5 歲之間死亡的概率，是以每千名新生兒的年平均死亡人數來計算。資料來源：United Nations,

Department of Economic and Social Affairs, Population Division (2019), World Population Prospectus 2019, Special Aggregates, Online Edition, Rev. 1.

12. Hans Rosling, "Will Saving Poor Children Lead to Overpopulation?" https://www.gapminder.org; Our World in Data, "Where in the World Are Children Dying?" https://ourworldindata.org/.

13. Bill and Melinda Gates Annual Letter, 2014, https://www.gatesfoundation.org/.

14. "Demographic Dividend," https://www.unfpa.org/.

15. The Global Fund, "Our COVID-19 Response," https://www.theglobalfund.org (accessed Dec. 2021).

16. WHO, "Tuberculosis Deaths Rise for the First Time in More Than a Decade Due to the COVID-19 Pandemic," Oct. 14, 2021, https://www.who.int.

17. Gavi, https://www.gavi.org.

18. Chandrakant Lahariya, "A Brief History of Vaccines & Vaccination in India," Indian Journal of Medical Research 139, no. 4 (2014): 491–511.

19. WHO Immunization Dashboard for India, https://immunizationdata.who.int/.

20. 麻疹疫苗包含第一劑（MCV1）和第二劑（MCV2），每年麻疹病例數包括臨床確診、流行病學相關或實驗室調查病例。資料來源：WHO, Measles vaccination coverage, 2021 (accessed Jan. 2022), data reported through the WHO/UNICEF Joint Reporting Form on Immunization and the WHO/UNICEF Joint Estimates of National Immunization Coverage: https://immunizationdata.who.int. CC 4.0 授權。

21. Global Polio Eradication Initiative, "The First Call," March 13, 2020, https://polioeradication.org/.

22. 2021 年 10 月 13 日與 Faisal Sultan 的訪談。

23. Our World in Data, "Daily COVID-19 Vaccine Doses Administered per 100 People" https://ourworldindata.org/.

24. 5 歲以下兒童死於特定可預防疾病人數，肺炎死亡病例代表「下呼吸道感染」。資料來源：Institute for Health Metrics and Evaluation (IHME) at the University of Washington.

25. IHME, "Flows of Development Assistance for Health," https://vizhub.healthdata.org.

26. Statista Research Department, "Size of the Global Fragrance Market from 2013 to 2025 (in Billion U.S. Dollars)," Nov. 30, 2020, https://www.statista.com.

27. 1990 年至 2019 年 5 歲以下兒童死於傳染病、新生兒與營養不良疾病的人數。資料來源：Institute for Health Metrics and Evaluation (IHME) at the University of Washington, Global Burden of Disease Study 2019.

第九章

1. CDC, "History of Smallpox," https://www.cdc.gov.

2. The Primary Health Care Performance Initiative, https://improvingphc.org/.

3. G20 High Level Independent Panel on Financing the Global Commons for Pandemic Preparedness and Response, "A Global Deal for Our Pandemic Age," June 2021, https://pandemic-financing.org.

4. OECD, "The 0.7% ODA/GNI Target—a History," https://www.oecd.org.

後記

1. Pew Research Center, "Mobile Fact Sheet," https://www.pewresearch.org.

2. U.S. Census Bureau, "Quarterly Retail E-Commerce Sales, 4th Quarter 2020," Feb. 2021, https://www.census.gov.

3. Oleg Bestsennyy et al., "Telehealth: A Quarter-Trillion-Dollar Post-COVID-19 Reality?," McKinsey & Company, July 9, 2021, https://www.mckinsey.com/.

4. Timothy Stoelinga and James Lynn, "Algebra and the Underprepared Learner," UIC Research on Urban Education Policy Initiative, June 2013, https://mcmi. uic.edu/.

5. Emily A. Vogels, "Some Digital Divides Persist Between Rural, Urban and Suburban America," Pew Research Center, Aug. 19, 2021, https://www. pewresearch.org/.

6. Sara Atske and Andrew Perrin, "Home Broadband Adoption, Computer Ownership Vary by Race, Ethnicity in the U.S.," Pew Research Center, July 16, 2021, https://www.pewresearch.org.

7. 照片提供：AT&T Photo Service/United States Information Agency/ PhotoQuest via Getty Images.

國家圖書館出版品預行編目（CIP）資料

如何避免下一次大流行病 / 比爾‧蓋茲 (Bill Gates) 著；
鄭方逸、張靖之譯 . -- 第一版 . -- 臺北市：
天下雜誌股份有限公司 , 2022.06
352 面 ; 14.8×21 公分 . -- （天下新視野 ; 50）
譯自：How to Prevent the Next Pandemic
ISBN 978-986-398-763-5（平裝）
1. CST：傳染性疾病防制　2.CST：病毒感染
412.4　　　　　　　　　　　　　　　　　111006070

天下新視野050

如何避免下一場大流行病
How to Prevent the Next Pandemic

作　　者／比爾·蓋茲 Bill Gates
譯　　者／鄭方逸、張靖之
封面設計／Javick工作室
內頁排版／邱介惠
責任編輯／張奕芬
特約校對／魏秋綢

天下雜誌群創辦人／殷允芃
天下雜誌董事長／吳迎春
出版部總編輯／吳韻儀
出 版 者／天下雜誌股份有限公司
地　　址／台北市 104 南京東路二段 139 號 11 樓
讀者服務／（02）2662-0332　傳真／（02）2662-6048
天下雜誌GROUP網址／www.cw.com.tw
劃撥帳號／01895001天下雜誌股份有限公司
法律顧問／台英國際商務法律事務所·羅明通律師
印刷製版／中原造像股份有限公司
裝 訂 廠／中原造像股份有限公司
總經銷／大和圖書有限公司　電話／（02）8990-2588
出版日期／2022 年 6 月 29 日　第一版第一次印行
定　　價／600 元

書 號：BCCS0050P
ISBN：978-986-398-763-5（平裝）

直營門市書香花園 地址／台北市建國北路二段6巷11號 電話／（02）2506-1635
天下網路書店　shop.cwbook.com.tw
天下雜誌我讀網　books.cw.com.tw/
天下讀者俱樂部 Facebook　www.facebook.com/cwbookclub

本書如有缺頁、破損、裝訂錯誤，請寄回本公司調換

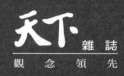